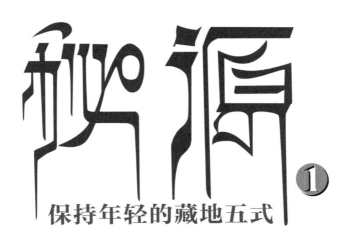

秘源 ①

保持年轻的藏地五式

[美] 彼得·凯德 著
(Peter Kelder)

曾方圆 译

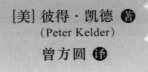

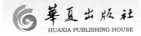

华夏出版社
HUAXIA PUBLISHING HOUSE

重要声明

　　本书作者不是医生，书中的一些观点可能与传统主流医学观点有出入。本书中的练习方法和饮食观点以及其他健康方面的建议并不适合所有人，并且在一些特定情况下，还可能造成伤害。

　　请注意，在没有常规医疗监督或指导下，您最好不要尝试进行自我诊疗，最好不要擅自进行任何练习或采纳食谱或进行其他自我治疗措施。本书中任何内容，都不能视作出版者对某种效果的承诺或保证，对于因采纳本书内容而造成的直接或间接的后果，本书编辑以及工作人员不承担任何责任、损失以及风险。

练习古老的藏地五式能否使你变得更年轻？

来听听读者怎么说：

我在退休之时，是一个体态肥胖、头发花白、身体虚弱、比实际年龄看上去老很多的人，而且弓腰驼背，颈部因为旧伤也无法自如地转头。自从开始练习五式，我的体重减轻了 18 斤，感觉精力更加充沛，反应也更加灵敏。我的头发变得棕黑，也浓密了不少，只在鬓角还有几根白发。逐渐地，我的脖子也可以自如地转动，而且一点都不疼了。现在，我已经能够笔挺站立，走路时步伐也轻快了许多。我的性欲和性能力也恢复正常了。

我无法从医学上或科学上解释这一切，但我知道发生在我身上的这一切都是千真万确的，许多几年未见的人见到我都会大吃一惊……

——拉塞尔·乔莱提医学博士
肯塔基州，哈佛达

我的肌肉力量明显增强了，肩膀也更加直挺，腹部的肌肉也结实了不少。练习 6 个月后，我后脑勺上的白发开始变回原来的棕黑色了。在我的建议之下，在医学院读书的儿子也开始练习五式了。

——罗伯特·寇普医学博士
亚利桑那州，斯科特斯德尔

刚开始我是有所怀疑的，但是经过 3 个月的练习，我原本松垮的身体变结实了，体重从 159 斤降到了 145 斤，并一直保持。我妻子原本体态偏瘦，经过练习五式，她长了 7 斤，并且感觉非常好。

——B. S. 麦尔医学博士
路易斯安那州，杰克逊

我曾经将这本书推荐给我的许多病人，他们都反映非常好，所以，在 3 周前我也开始了五式练习。大约 9 天后，我感觉自己的力量和耐力都有了明显提高。我可以手提重物上楼梯而不感觉累。最近刚刚见过面的一位营养师告诉我，他已经练习五式 4 个月了，虽然在此前数年的运动生涯中曾几度增重，但现在的他觉得自己变得更加强壮，朋友也觉得他更年轻了。

——斯坦利·巴斯医生
纽约州，布鲁克林

　　练习一周后，我注意到自己的身体状况及外表都发生了显著的变化，现在的我看上去像是年轻了 10 岁。除了高强度运动之外，身体几乎没再感到过疼痛。我将这本书推荐给了我的客户们，他们通过练习解决了诸如关节炎、关节疼痛、慢性疼痛、体重异常等问题，并且我相信，许多情绪和精神上的问题也一并解决了。

——杰瑞·拉克
加利福尼亚州，奥尔巴尼

看到这本书时，我才 19 岁，可是当时觉得自己像 53 岁。仅仅练习几周后，情况就大有不同了。我感觉更有精神了，体重也减轻了，并且在一直减轻。我感觉自己活力四射。现在的我既不像 53 岁，也不像 19 岁，倒是更像个活泼的 10 岁孩子。以前我每天要睡 10 个小时，现在只睡 5 个小时就够了。

——罗布·哈德利
北卡罗来纳州，肯斯山

令外表更年轻

实话说，我从来没有感觉这么好过！我（56岁）现在身轻体健，感觉自己非常强壮、充满了活力，并且无论是外表还是实际感觉都像是年轻了15岁！！！一周以来，夸赞我年轻的人可真不少。许多人都说我绝对不像是年过五十的人。我的孩子们现在都已经三十几岁了，都惊叹于我的精神状态和外表，所以现在他们也开始练习五式了。

——伊斯特·布莱克
加利福尼亚州，塞利纳斯

不仅仅是我感觉自己年轻了，有好多知道我年龄（73岁）的人也都说我好像年轻了20岁。我的医生已经58岁了，他抱怨尽管每周慢跑25至30公里，但自己看上去还不如我年轻。我将把这本书推荐给所有希望延年益寿的人。

——杰克·史密森
加利福尼亚州，草谷

最近，我的一个朋友看上去年轻了不少，他原本花白的胡子变成了一种特别的棕色。追问之下，他告诉我了《秘源：保持年轻的藏地五式》这本书，从此我开始练习五式。看看我身上发生的变化吧：我的失眠和湿疹彻底好了，生理性潮热也彻底拜拜了（我53岁）。我戴了25年双光眼镜，现在也不需要了，并且我的眼睛变成了一种可爱的蓝色，就像25年前的样子。我觉得自己仿佛回到了花季16岁，唯一失落的就是我将要失去一头漂亮的银发了，这可是岁月留给我的最令我喜欢的东西。

——艾达·苏特斯
犹他州，盐湖城

令头发变黑

五式听上去是个不错的锻炼方式，但是坦白讲，我最初对大家的评论还是心存怀疑的。现在是我练习的第四周了，大约在 8 天前，我突然发现我那"优雅的"白发开始变黑了！我知道这听起来不可思议，但是我确实是亲眼见到了，这很神奇，我已经成为这本书的粉丝了。

——L.C.诺迪
德克萨斯州，帕萨迪纳

我的白发已经变回浅褐色了，现在看不到一丝白发了。也不知道具体原因。

——艾丽·史蒂文斯
华盛顿州，奥克诺甘

在开始练习五式之初，我的胡子灰白，皮肤苍老，看起来像是我祖父的样子。现在我气色好多了，胡子也渐渐变黑，并且，现在我能够从容地阅读极小的字了，这在以前是根本不可能的。

——查尔斯·汉密尔顿

加利福尼亚州，奥克斯

有那么一段时间，我的头发变得稀薄甚至就要秃顶了。练习五式后，现在头发又重新长出来了，并且比以前更加浓密了。

——亨利·豪森

新泽西州

令记忆力改善

在83岁的时候，我几乎失去了人生的所有乐趣，就想着天天把自己关在屋子里，也不在乎还能活多久。后来我发现了介绍藏地五式的书，仅仅开始练习了很短的时间，就发现我的记忆力好了很多，并且感觉充满活力，所有人都说我看起来年轻了许多。感谢五式，令我脱胎换骨，并继续改变。真的，每个人都应该读读这本书。

——E. B. K. 米勒
北卡罗来纳州，巴克顿

我的记性曾经一度变得很糟糕，这让我非常苦恼。最近，我每天练习五式，已经持续两个月了，现在感觉思维清晰，精神头十足，我的朋友们也都觉察到了我的变化。真的很感激，在我62岁的时候，我正在"变年轻"而不是在衰老。

——艾德林·尼文
华盛顿州，雅吉瓦

这对身体上、精神上、思维上产生的影响简直是巨大的。我自我感觉好多了，精力充沛，也更乐观了；我的思路更加敏捷、更为清晰，整个人的状态都改善了很多。我强烈推荐这本书给我的同龄人。

——史蒂文·亨特
密歇根州，特洛伊

令关节炎好转

我患有风湿性关节炎已经很久了，脚和膝盖都受到了严重影响，几乎丧失了走路能力。以前我还经常后背痛，身材也已经严重走形。现在我可以连续行走数公里也不觉得腿、脚疼了。我相信，如果没有这本书，我现在一定是坐在轮椅上度日。

——珍妮特·马特森
弗吉尼亚州，韦恩斯伯勒

关节炎给我的生活带来很多不便，也很难对其加以控制。这本书却让我摆脱了关节炎的困扰，身体状况也越来越好了。这是我能够找到的最好的药了。我将在有生之年一直收藏这本书。

——欧内斯特·考特茨
加利福尼亚州，考克兰

我的左膝盖患有关节炎，自从读了这本书，渐渐地，我可以不需要服用镇痛药了。这对我来说，简直就是个奇迹！我患有鼻窦症已经有 30 年了，但是现在也能够停用治疗鼻窦症的药物了，这也是不可思议的。我非常感激这本书给我带来的健康体态。现在，我终于可以摆脱所有药物了。

——詹姆斯·班努
纽约州，兰开斯特

医生曾经说我的关节炎非常严重，而他也无能为力。自从我 3 年前得到这本书，到现在已经彻底告别疼痛，下弯身体时可以用手掌直接触到脚趾了，也不再需要戴眼镜，就能够阅读很小的字了。我的鼻窦问题也解决了。现在，我和小我 15 到 20 岁的朋友一起走路，他们都赶不上我的步伐。

——露西·吉尔伯特（95 岁）
堪萨斯州，威灵顿

风湿性关节炎折磨我二十多年了，都到了那种没人拉就起不了床的地步，而且，爬楼梯时要爬爬停停，就像刚学会走路的小孩子那样。自从读了这本书，现在我可以自如地上下楼梯了。我正在迫不及待地期待着身体的新变化。

——菲利斯·斯百科特
俄亥俄州，思博润菲尔德

令视力改善

仅仅一周，我就感到视力改善了很多，可以说效果显著。还有一件奇妙的事情——我的双手，曾看上去非常非常苍老且多皱，现在看上去比十年前还要光滑、细嫩。

——鲁斯·霍尔
加利福尼亚州，卡森

我的视力变好了，朋友的视力也改善了不少。

——卡罗林·卡森
加利福尼亚州，旧金山

我简直达到了巅峰状态。我感到神清气爽，精力充沛，很少觉得疲惫。现在也不用戴眼镜了。最近我刚做了视力测试，比以往任何时候都要好。我的头发也浓密健康了。我的精神头和反应程度不逊于年龄小我一半的年轻人。

——朱恩·斯沃德
加利福尼亚州，丹纳珀恩特

我一直以来都在服用多种药物，治疗咽喉炎、胃溃疡、鼻窦炎，等等，并且被医生告知是前列腺癌症的潜在患者。而且，我的腿脚不便，视力也越来越差。现在，这些症状已统统成为历史，朋友和家人都无法理解我怎么会变化这么大。

——道格拉斯·布莱
华盛顿州，斯比科尼

令耐力增强

以前，我下班回到家就感觉疲惫不堪——哪怕是周末睡足了觉也没有精神，自从开始练习五式，现在的我时时刻刻都精力充沛。在这个刚刚过去的夏天，在我们垒球小组中，没有人比我更活跃了。这种变化真的令人难以置信。

——琳达·菲尔德
马里兰州，银泉

以前，在上午的课堂上，我总是半睡半醒，效率极低，自从练习五式之后，我感觉神清气爽，精力充沛，甚至都盼着上课。我的成绩向来都是普普通通，练习五式之后，成绩有了很大进步，并且进步程度也是前所未有的，我不知道将这两者联系起来是不是有些过于牵强，但是我确信五式是有效的。感谢这本书。

——马克·帕金斯
密歇根州，兰辛

我很快就感受到了精力上的变化，并且整个状态非常好。我每天过得更加充实，工作效率也提高了。这就是我练习五式以来的收获。

——一位满意的参与者（58 岁）

令体重减轻

在读这本书之前，我的体重是 260 斤，现在是 180 斤。相信我，真的有效！！！

——约瑟夫·M.
密歇根州，底特律

这本书所讲的全是事实。最近一年半以来，我没有生过任何病——连感冒都没有得过。我没有打算减肥，体重却从 162 斤降到了 135 斤。我的精神状态非常非常好，每天下班回到家，我不再是一副疲惫不堪的样子。尽管我已经 58 岁了，但感觉自己似乎回到了刚过 40 岁的状态。这是我买过的最值的一本书。

——约翰·奥森 III
加利福尼亚州，米尔皮塔斯

开始练习五式以来，我的体重减轻了 20 斤左右，腰围也缩小了 10 厘米，从 112 厘米减到了 102 厘米！我的身体状态年轻了至少 15 岁，并且还在一天天变化着。

——罗纳德·伯恩
德克萨斯州，理查森

我感觉精力更旺盛了，体重也减轻了（从 172 斤减到了 150 斤），皮肤也更有光泽了，泛着健康的颜色。我妻子的体重也减了 20 多斤，腹部和腿部的脂肪少了很多。

——尤金·科尔
俄亥俄州，米勒志威尔

我体重减轻了 24 斤，身材更加性感了。

——迪林·斯达尔
佛罗里达州，科勒芒特

才 6 个月，我身上松弛的赘肉就不见了，肌肉达到了前所未有的强度。我唯一喜欢的运动就是打保龄球，在 60 岁的时候，我在 3 个联盟中拿到了最佳女投手的称号。而另一个投手的话让我记忆犹新，"下辈子，我要有你那样的身材"。

——格雷斯·卡尔森
南卡罗来纳州，利特尔河

我的脖子和下巴变得紧实，脸上的皱纹也消失了很多，也觉得更加有劲儿了。对于那些注重健康的人，我强烈推荐这本书，这本书绝对不容错过。

——迈克尔·罗兰
密歇根州，麦迪逊高地

我的身材发生了前所未有的变化。我终于拥有一双美腿了，胸围也变大了些。自从我按照这本书中的指导来练习，我发现身体的各个部位都达到了最佳状态。

——波莱特·斯密特
亚利桑那州，图森

令疼痛减轻

在这之前，我身体的病痛有很多：膝盖痛、肩膀痛、偏头痛。现在我很少头疼了，膝盖也不再疼了，我也不像以前那样经常感冒了，性能力也恢复到以前的水平了。周围许多人都说我看起来年轻了很多。

——卡西米若·桑巴路
夏威夷州，火奴鲁鲁

到今年的 5 月 1 号，我就满 70 周岁了。如果没有这本书，我就会在轮椅上靠吃止痛片度日了。我的骨骼严重恶化，右边膝盖尤其糟糕，其他关节也都出了问题，我上楼梯得手脚并用，身体的状况一天不如一天。感谢上帝，让我得到了这本书。现在，我已经告别了疼痛，看着镜子里的自己，胳膊也不再那么松弛，脖子也看起来好多了。

——玛丽·莱利
宾夕法尼亚州，费城

由于我的脊椎断过，损伤过神经，腰椎部位有着严重问题，椎间盘的状况很糟，并且，疼痛会从腰部沿着脊椎向上一直放射到头部，还经常会出现颈椎震颤。在我第一次练习第二式的时候，当抬腿时，都能感觉到腰背的关节咔嚓错位，砰然作响，还能听到嘎吱声。现在疼痛都消失了，感觉轻松、舒适。

——霍华德·史蒂文斯
缅因州，邦戈

我曾经患有坐骨神经萎缩，疼痛难忍，并且走路只能走很短的距离。我的医生告诉我可能不得不进行手术，后半生也恐怕要在轮椅上度日了。后来我读了这本书，开始练习五式，疼痛就渐渐消失了。

——伯尼塔·格兰特
宾夕法尼亚州，萨默塞特

很多年以前，我摔伤过背部，曾接受过家庭医生、整形外科医生和止痛专家的治疗，也尝试了物理疗法、针刺疗法以及脊椎指压治疗法等多种治疗，效果都不大。有一天我看到了这本书，3个月后，我告别了病痛，回到了正常的状态。朋友们说我终于可以这样正常地老去了，可实际上，我却在一天天变得更加年轻。

——洛伊斯·马察达
加利福尼亚州，圣地亚哥

我患有坐骨神经痛，10年以来，疼痛和不适从来没有消停超过4天，有时候疼起来都无法正常行动。4周前，我开始练习这些体式，现在再也没有阵痛或不适的感觉了。感谢这本书带领我找到了自己的青春之源。

——佛恩·威特
内华达州，里诺

我的脊椎曾一度变窄，导致剧痛难忍，按照这本书进行练习之后，我现在几乎没有痛感了，并且肾功能接近正常水平了，鼻窦问题也得到了百分之百的改善。我现在觉得更加年轻、更加柔韧。总之，就是整个身体状况都比以前好了。

——朱恩·塔尔
马里兰州，克林顿

近几个月以来，我开始觉察到伴随了我近20年的腰背疼痛几乎完全消失了。最近一两个月，我发现我的头发开始变多，也更加浓密了。这些变化都让我感到非常惊喜。

——卡尔·奥本德
阿肯色州，潘布拉夫

第一周下来，我就发现腰背疼痛消失了。曾经以为膝盖将会终生残废了，现在 13 个月过去了，膝盖功能恢复了大约 95%。我的腰背疼痛再也没有复发过。我成了这本书的信徒。

——杰夫·佩里
南达科他州，宛布里

令感觉更好

练习了两天，我就能够感受到效果了。随着时间推移，我看到了更多的不可思议的变化。我曾买过很多本保健书，尽管这些书都还不错，但是没有哪本能够像本书这样，在这么短的时间内帮我改变这么多。

——鲁斯·S.
密苏里州，堪萨斯市

这本书是迄今为止我见过的最好的书。真希望全世界的人们都能看到它。

——尼娜·斯图尔特
马萨诸塞州，格洛斯特

这本书真棒，我刚开始读就再也不想放下了……我已经 77 岁了，大半辈子都在寻找这样一本书，终于找到了！感谢出版者！

——伊夫林·苏登
宾夕法尼亚州，艾伦市

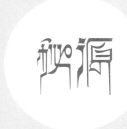

译者感言

我与 "F" 的缘分

本书的原名叫作 "Ancient Secret of the Fountain of Youth"，我将它称为 "F"。与 "F" 相识之时，我正沉浸在瑜伽带给我的欢畅生活之中，爱屋及乌，作为瑜伽近亲的 "F" 让我爱不释手。

与 "F" 约会的几个月里，我聆听着 "F" 的故事，有些生动、有些艰涩、有些直白、有些婉转，我搜肠刮肚地寻找词句去诉说，时而兴奋、时而忧心、时而疲惫、时而轻松，却一直没有倦怠。

跟 "F" 相伴的历程是幸福的，我从中得到了很多，那种倾听智慧、表述观点的满足感，那种获得知识、启发睿智的幸福感，知道我将与"F"一直相连的期待感……

我视若珍宝的"F"原本就不属于我，它是大家的！如今，它脱去了西服，换上了唐装，终于与大家见面了。就让我来简单介绍一下"F"吧。

"F"知识渊博，它分为上下两册。上册中大家会跟随"布拉福德上校"的讲述，去体会藏地五式、轮、能量、唱颂、饮食等秘诀；下册中你会更加详尽地读到西藏奇闻异事、隐士、气、经络、穴位、疗法、声音、冥想、涡旋、中医、排毒、营养、消化、动作练习、医学观点、瑜伽流派等知识，你会感叹，原来我们的身体还有这样一个层面，原来"道亦相通"。

"F"通俗聪慧，它关注的正是我们每个人生活中都会遇到的，而且像和朋友交谈一样娓娓道来，简单易懂。比如，它将我们全身的经络比作城市的地铁系统，穴位就是每个地铁站点，乘客就是我们体内的"气"，当我初次看到这种表述时，便不由会心一笑。

"F"古老又时尚。"上校"的故事是 20 世纪初的，西方各种人物去西藏探索游历的往事更是百年之前的，那些尘封的带着神秘色彩的故事，却是与当今时尚流行的瑜伽秉承一脉。原本我们的生活就应该是简单的，物欲横流、灯红酒绿的我们与高山雪域质朴本真的先人，拥有的是同样的身体，古老的秘诀也能开启现代的锁码。"F"能够帮你返璞归真，问询生命的本来样貌，用一颗简单质朴的心，过上简单快乐的生活！

不得不说我是幸运的。翻译"F"的过程中，白天，我用心徜徉于文字之间；晚上，我在瑜伽课上亲身体会所感所悟，我的瑜伽导师推荐我查阅《瑜伽之光》和《光耀生命》，还有一些梵语的书籍。正是此书引领我进一步走进了这个奇妙的世界。我深深地为之着迷，瑜伽是一种仅仅关乎身心的东西，而它会为我们积蓄能量，并随着岁月不断升华，是值得一生相伴的挚友。

正如本书中所说，没有"长生不老药"可以让我们一颗下肚就一劳永逸，也没有"保健药品"可以让我们一口服下便万事大吉。健康是一种习惯，需要我们时时践行。本书中介绍的"五式"以及各种练习需要我们习惯，而且书中强调的"21次"与行为心理学中所讲的"21天形成习惯"，应该不仅仅是巧合，古老的智慧与文化总是有着令人惊叹的相似！

作为译者，我是"F"在中文世界里的第一个朋友，现在，我把它推荐给大家，希望它能做大家的终身朋友。

在此感谢为我提供建议和帮助的朋友们，感谢曾令真和段素英对我的信任和鼓励，选择了我，让我有机会与本书相识相伴；谢谢窦培芬、李秀芳、石磊、王珂、雷翠翠、石珂，对我最初的译文做出评价并且给我有益的建议，让我信心十足；感谢张振鹏、朱烈金、曾德鑫帮我校阅全文，他们的文采为本书增色不少；感谢我的瑜伽导师王宁，是他带我进入美好的瑜伽时光，并推荐瑜伽著作供我查阅；感谢爸妈做了我的忠实读者，并跟随书中的介绍进行练习，他们健康的改善是我最大的骄傲；感谢李雪、杜春娜、王真、李强、贾丽丽、王晓瑛、万婷、宗静跟我分享翻译历程中的点点滴滴；感谢刘璐洋、张沐晴、韩雪华给我的鼓励和建议。这本书凝聚着大家的热情，传递着大家的祝福，期待能够与您共享。

目　录
CONTENTS

序　言

许多智慧都是古老的，并且实际上也已经不再是秘密。有时候，你以为你发现了一些前所未知的东西，殊不知它可能已经存在了几个世纪之久。你尚不知道它，原因其实很简单，仅仅因为你没有试着去探求它而已。

然而，你为什么要去探求？你的一切所需所求，现代科技均能够满足，何必再去探求什么古老的智慧？我发现这是大多数人的想法，直到遭遇一场危及性命的疾病而不得不去面对生死时，人们才会产生另外的想法，才开始认识到科学和技术并不能解决人们所面临的所有危机，于是才开始改变观念、更新理念，开始对生命觉醒，开始探求那些能够让生命更加充实的智慧，并由此才开始发现生活的真正乐趣。

做过临床医生数年之后，我发现即便人们在面对致命疾病时也不忘努力追求长寿，那是因为人们普遍都具有三种特质：都具有抗争精神，具有渴望学习和改变的强烈愿望，并且相信精神层面的无限可能性。

再者，最近我拜读了一位大师的观点，他认为每一个健康的人都具备三种品质：行动、智慧以及信仰。换句话说，我花费数年通过自身经验发现的东西，他早已论著过了。假如很久之前我就看到了他的观点，那么我就可以用他的智慧去帮助更多的人，这也就节约了我的时间和精力。

同样的道理，这本书也可以为你节约时间和精力。书中有很多实用的知识和智慧，可以帮助你越活越年轻，让你的生活变得更加健康、更有质量。当你开始阅读此书并将这些智慧付诸实践之时，请谨记以下几点建议：

首先，正如本书所倡导的那样，要善待自己。如果对自己的要求过于苛刻，最终只能导致失败。相反地，若按照你自己的节奏和方式来进行练习，即便是进展缓慢，你也会在过程中感受到愉悦。记住，重获年轻需要一个过程，并且仅在你享受这个过程之后才能够获得这种状态。

其次，把自己看成你想成为的人。研究表明，演员体内的化学物质会随着所饰演角色的不同而改变。其实，在人生的舞台上，我们每个人都是演员，我们所选的角色造就了我们的生活。试着换个角色，换种方式看待自己，会让你对世界有新的理解。

正如演员需要排练、运动员需要锻炼，你也必须要练习。就让这本书做你的向导吧，这不是在教你规避死亡，而是为了提高你的生命质量，帮助你发现生活中更大的快乐，让你惊喜于自己的有生之年将会如此之长：不过长寿也不是真正的目的，它只是你幸福生活的一个副产品而已。

最后，千万不要忘记，青春之源就在你自己身上。一切由你掌控，你有力量去打开生命之门或者撬动死亡之闸。我绝不是在危言耸听，而是想要给你力量。

不要再等了，不要等到生命将尽之时才幡然醒悟。现在就开始吧，行动起来，让生命越来越充盈，愿我们越活越年轻！

祝安康！

伯尼·西格尔 医学博士

第 1 章

每个人都渴望永葆青春，健康长寿。

——乔纳森·斯威夫特

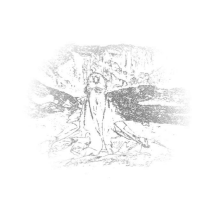

多年前的一个下午，我正坐在公园里读下午报，一位文质彬彬的老者走了过来，他看起来六十七八岁的样子，头发花白并且秃顶，双肩低垂，拄着拐棍儿，挨着我坐下了。那时我还不知道，从那一刻起，我的整个生活将发生变化。

我俩很快便开始了交谈，并且聊得非常投机。交谈中我得知这位老者是一位英国退伍军人，曾经在英国王室外交护卫队服过役，由于职业的关系，他曾经几乎走遍了世界的每个角落。布拉福德上校——这尽管不是他的真实名字，但我愿意这么称呼他——让我深深地着迷于他的那些有趣的历险故事。我们分别时又约好了再次见面，很快便成了亲密的朋友。我们经常在他家或我家见面，时常谈天说地到深夜。

其中，有一次，我清楚地记得，布拉福德上校似乎想谈及一些很重要的事，但不知何故，他显得有些犹豫为难。我便安慰他，并向他保证，如果他跟我讲了，我一定会守口如瓶。迟疑之下，他还是渐渐放心地讲了。

在很多年前，布拉福德上校曾经在印度驻守，他不时碰到一些来自印度中部地区的流浪人，从他们那儿听来了很多关于他们生活和习俗的趣事。其中的一个传说令他尤其感兴趣，他曾听到许多人讲起过此事，并且这些人几乎都来自同一个地区，而从其他地区来的人们则貌似从未听说过此事。

在这个故事里，有一群喇嘛，他们发现了永葆年轻的秘诀。数千年来，这些珍奇的知识在这支宗派内部代代相传。尽管他们没有想刻意隐瞒，但是连绵的山脉把他们与世隔绝了。他们的知识也就成了不为外人所知的秘密。

在讲述这些故事的人眼里，这个修道院以及关于青春之源都充满了神奇色彩。他们说有一些老人找到了那个修道院并进去之后，就奇迹般地找回了健康、重获了力量并且恢复了活力，却没人能说得清这个神奇非凡的地方到底在哪里。

像其他人一样，布拉福德上校年过四十，早已青春不在了。然而对于那个让人感到不可思议的青春之源的故事，他听得越多便越是坚信它一定存在，一定就在世界的某个角落。于是，他开始广泛搜集信息，关于方位的、当地特征的、相关气候的，他不放过任何蛛丝马迹。一旦开始了探寻之旅，上校的愿望就更加坚定，一定要找到这个青春之源。

上校告诉我这个愿望是如此难以抗拒，以至于让他决定重返印度，去潜心找寻这种保持年轻的秘密。并且，布拉福德上校问我是否愿意一同前往。

很自然地，对于这样一个听起来不太可能的故事，起初我是充满怀疑的。但是布拉福德上校却非常虔诚，他告诉了我更多关于这个青春之源的事情，渐渐地我开始相信这一切是真的。我暂时答应加入布拉福德上校的探寻之旅，但是当面临各种实际行动的问题之时，我最终还是找了借口推脱没去。

布拉福德上校离开之后，我颇有些悔意，为了让自己死心，我告诉自己这只是在徒劳地试图阻止衰老，虽然我们都曾想过要让自己能够优雅地老去，但是仅此而已，并没有更多的非分之想。

然而，在我内心深处，这个念头依然浮现：寻找青春之源——好一个令人激动的想法！真心地希望上校能够找到它。

☪

　　年复一年，布拉福德上校和他的香格里拉之旅在我的脑海里渐渐淡去了。突然有一天晚上，我回到公寓时看到了一封信，正是布拉福德上校的亲笔信。我连忙拆开阅读，信的字里行间透着愉悦和希望，上校说虽然历尽艰难，但他坚信即将要找到青春之源了。他没有透露回信的地址，但这至少让我知道了上校他还活着，我松了一口气。

　　在这以后的几个月里都没有他的任何消息。当我再次收到他的来信之时，我的手几乎是颤抖着打开信封的。我一时难以相信信中所写的内容——上校不仅找到了青春之源，他还能够把它带回美国，并且再过两个月就能回来了！这简直大大出乎我的意料。

　　上次一别，转眼四年过去了，我也很想看看他在这段日子里是否有变化，这个青春之源是否真的挡住了他的岁月年轮？他还是我上次见到的样子吗？又或是已过去了四年而他看上去仅像是老了一岁？

这些问题的答案很快便被一一揭晓了。有一天晚上，我正独自在家，突然门铃响了，守门人向我通报说："布拉福德上校来访。"一阵激动涌上心头，我连忙答复："快快有请！"片刻，随着敲门声，我立即打开门，但是马上就失望了，站在门口的不是布拉福德上校，而是一个比他年轻许多的人。

☪

我还没来得及诧异，陌生人便开口了："难道你不想见我吗？"随即又用充满友善的语调说道，"我本以为我会受到热烈的欢迎呢，仔细看看我的脸，难道还需要我做自我介绍吗？"

我上下打量着眼前这个人，心里满是困惑和怀疑。

片刻之后，我认出来了，这副五官的模样的确是布拉福德上校，但是眼前此人更像是多年之前意气风发的上校：高挺的身躯，红润的面庞，一头浓密的黑发中几乎看不到一丝白发，已不再是我印象中那个老态龙钟、手拄拐棍儿的老者了。

"的确是我啊，"上校说道，"如果你不打算请我进去的话，我倒是要觉得你严重失礼啦。"

我这才热情地拥抱了上校，非常激动地将他请进屋，肚子里却装了一箩筐的问题。

"等等，"他温和地说道，"你先平静下来，容我慢慢讲。"下面就是他的故事。

☪

　　上校刚抵达印度北部，就直奔传说中的青春之源可能存在的地区而去。所幸他熟悉当地语言，花了几个月的时间与当地人沟通，而后他又花了数月从得来的只言片语中整理线索。功夫不负有心人，在经过一段漫长而危险的探索旅程之后，他终于摸索着抵达了高耸的喜马拉雅山地区，在没有地图指引的情况下，他历尽艰辛，最终找到了传说中那个拥有常驻青春秘诀的寺院。

　　我多么希望能够将布拉福德上校被获准进入寺院的那刻起所发生的一点一滴都记录下来啊，但是想来还是不记为好，因为很多细节听起来更像是传奇故事，而非事实。那些喇嘛们有趣的操习、他们的文化、他们对外面世界的漠不关心，这一切都是西方人很难相信并且难以理解的。

在那个寺院里，几乎看不到老人的踪影。那些喇嘛们都善意地称呼上校为"第一老人"，因为他们很久没有见过像他这么老态的人了，对他们来说，上校才是一道奇景。

上校说："我到那儿的前两个星期，感到处处不得其所，时时惊叹于我的所见所闻，还时常怀疑我亲眼所见的东西。但是不久之后，我的身体状况便开始好转，夜晚能安然入睡，清晨一觉醒来，精力充沛，倍感清爽。没过多久，我就发现我的拐棍儿除了登山以外已经派不上别的用场了。

"三个月后的一个早晨，我见到了今生所见的最大的奇景。那天，我走进了寺院里一个从未去过的房间，那里面宽敞、整齐，是个存放古老经卷的地方，也就是我们所说的图书室。在这个房间的一头有一面落地的大镜子。由于在过去的两年里我一直混迹于荒山野岭，从没有在镜子前端详过自己，于是我好奇地在这面镜子前停下了脚步。

"我盯着镜子里的人，简直不敢相信自己的眼睛，镜子里是我吗？变化简直太大了，像是比我的实际年龄小了 15 岁！这么多年来，我一直不敢相信青春之源的确存在，而在那一刻，我用自己的眼睛真真切切地看到了。

"那个时刻，我的激动简直是难以言表。在之后的一段时间里，我身边的人也都说我的外表仍在变化，并且变化越来越明显。不多久，我的那个雅号'第一老人'已经没有人再提起了。"

正说到这里，一阵敲门声打断了上校的讲述。我去开门，是我的一对好友，心里想着他们来得可真不凑巧，我极力地掩饰着失落，将他们迎了进来，并向上校介绍了他俩。大家坐在一起聊了一会儿，上校便起身说："抱歉，我要先告辞了，今晚我还有事在身，希望不久能够再次见到诸位。"走到门口时，他转头轻轻地对我说，"明天中午你有空跟我共进午餐吗？我保证，你将能够听到关于青春之源的所有故事。"

我们约定了时间和地点，上校便离开了。我回去继续招待我的朋友们，其中一个朋友说道："此人真有魅力，但是看起来，他恐怕还没到从军队退役的年纪吧。"

"你觉得他有多大？"我问。

"嗯，他看起来不到 50 岁，"我的客人说道，"但是跟他交谈，又觉得他至少得有 50 岁了。"

"是啊，至少 50 岁了。"我轻描淡写地应了一句，便马上把话题岔开了。我不想提起上校的故事，至少在他还没有完全解释清楚之前不想提起，因为这一切都让人太难以置信了。

第二天，上校和我吃完午餐后，来到了附近旅馆他住的房间，在那里，他终于向我讲述了关于青春之源的所有细节。

☪

　　上校说："进入寺院，我学到的第一件重要的事情便是我们的身体有七个能量中心，在英语中我们管它们叫'涡旋'。在印度语中，称作'轮'。它们看不见摸不着，却的确是我们身体中拥有强大能量的地方。这七个中心掌管着人体内分泌系统的七个无管腺，而这些内分泌腺，又能够反过来统管人体的各项功能，其中也包括衰老的过程。

　　"第一个中心（海底轮）位于脊椎的底端。第二个中心（生殖轮）位于肚脐以下的下腹部位置。第三个中心（脐轮）位于肚脐以上胸部以下的位置。第四个中心（心轮）位于胸部中心。第五个中心（喉轮）位于喉部。第六个中心（眉心轮）位于前额中心、两眉之间。第七个中心（顶轮）位于头顶。

　　"在一个健康的人体内，这些轮都高速运转着，通过内分泌系统来供应生的命能量，也叫'核心生命能量'

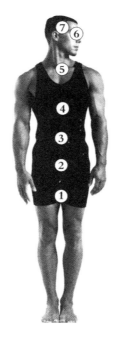

　　身体的七个能量中心控制着七个内分泌腺。它们依次位于：
① 脊椎底部；② 肚脐以下的下腹部；③ 肚脐以上、胸部以下的
上腹部；④ 胸部中间；⑤ 喉部；⑥ 前额中心、两眉之间；⑦ 头顶。

　　当这七个能量中心以高速并且均匀的节奏运转时，身体就处
于最佳健康状态；当一个或多个中心开始运转迟缓时，衰老或机
体病变便会产生。

［特别提醒：开始下面的练习之前，请先阅读第 104 页的附录内容］

或'醚能量'。但是，一旦其中一个或几个能量中心的运行迟缓下来，生命能量的传输就会受阻，这就是所谓的衰老和病变。

"在健康人的体内，这些中心的能量源源不断地辐射到每寸机体，但是对于老弱者或病人来说，这些能量则很难到达身体表面。因此，要想重获年轻、健康和活力，最为快捷的办法便是让这些能量中心重新恢复正常运转，而通过五种简单的练习就能够达到这个效果。这五种练习，单独开来，也是各有益处，但是五个合到一起才能够达到最好的效果。其实它们并不是一般意义上所说的锻炼，喇嘛们管这种练习叫作'体式'，我也姑且随着他们来称呼吧。"

体式一

上校继续说道："第一个体式很简单，功效也很明确，练习它能够加快这些中心的运转。这个动作小孩子们在玩耍时也经常会做。

"具体地说，就是身体直立，双臂平展与地面平行。然后，原地旋转，直到微微感到头晕为止。记住是要从左向右转动身体，也就是顺时针转动。

"起初，好多成年人仅仅转五六次就开始头晕了。刚开始练习时，不要求一次做太多。感到头晕时，如果你想坐下来或躺下来恢复都可以，也可以用其他的方式来恢复平静。这个头晕的过程我也经历过。刚开始练习这个体式时，感到头晕便可以停下来。假以时日，当你把五个体式都练过之后，你就能够旋转更多的次数，也不会再感到头晕了。

"并且，为了减少头晕感，你可以学习舞蹈者或花样滑冰者的做法，在开始旋转身体之前，将你的视线注视在前方的一个点上，时间越长越好。开始转动时，头部肯定得随身体转动，而该点会离开你的视线范围，但是随着旋转可以快速转头，并再次将目光迅速回到你所注视的点上。有这个点做辅助，可以帮你减轻头晕。

"我在印度时，曾惊叹于 Maulawiyah，也就是通常所说的'旋转罗汉'，他们能够在宗教仪式上一圈圈不停地转，令人叹为观止。当我开始练第一式之后，便又想起了关于旋转罗汉的事情，有两点感受：首先，旋转罗汉通常都朝一个方向转动，都是从左到右，或者说是顺时针转。再者，年长的僧人都很健壮，很有精气神儿，要比他们同龄人中的绝大多数更加健康、更有活力。

"有一次我跟一位喇嘛提起此事，他告诉我这个旋转的动作对僧人来说的确是很有益处的，但同时它也有其弊害。他解释说旋转过多会过度刺激某些能量中心，从而使生命能量加速流转，而后导致其筋疲力尽，从而

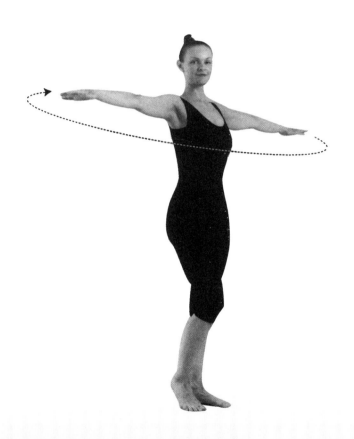

体式一

站立，上臂平展，掌心向下，按顺时针方向旋转身体。

又致使能量流转受阻，这种起起落落的过程使僧人们饱受精神上的波动，而他们往往会用魂灵或宗教来解释这一切。"

"尽管如此，"上校继续讲道，"在平时练习时，喇嘛们从不过多旋转。僧人可能会成百次地旋转，而喇嘛们仅仅旋转十二三次，觉得能够足以激活能量中心时便会停下来。"

体式二

"练习了第一个体式之后，便是第二个体式了，这一体式能够进一步激活七个能量中心。"上校继续说着，"它做起来更加简单。练习时，先平躺，面部朝上，最好是躺在厚厚的垫子或者毯子上。喇嘛们练习时一般都用一个大约宽 60 厘米、长 180 厘米的垫子。西方人通常管这个叫作'垫子'，这种东西是用羊毛和一种植物纤维做的，非常厚，用它的目的仅仅在于垫在地上使身体免于受凉。但是，由于喇嘛们喜欢把他们做的每件事都赋予宗教含义，他们管这个垫子叫作'祈祷垫'。

"先背部贴地平躺着，将双臂伸直放在身体两侧，五指并拢，手心贴于地面。然后将头部抬离地面，用下巴去贴近你的胸部。同时，抬起双腿，使之与地面垂直，保持膝盖挺直。如果可能的话，可以让双腿继续向后越过头顶，但是注意一定要保持膝盖伸直，不能弯曲。

"这个过程中要一直保持膝盖挺直，慢慢地将头部和双腿放平到地面上，这时放松全身的肌肉，然后再重复练习这个体式。

"随着每次重复练习，找准一个呼吸节奏：头部和腿部抬起时，深深地吸气；头部和双腿落回时，彻底地吐气。两次练习之间，肌肉放松时，也要保持这个呼吸节奏。注意呼吸越深越好。

"如果你还不能将膝盖完全伸直，那就伸到你能达到的程度，但要随着进一步练习，慢慢将膝盖伸直。

"有个喇嘛曾经对我说过，他第一次做这个简单的体式时，已经非常老迈虚弱了，根本就无法将双腿举直，所以起初他只能尽量地将膝盖伸直，并且只能将双腿稍稍抬离地面。随着练习，他渐渐地能够将双腿伸直了。3 个月后，他就可以完全笔挺地上举他的双腿了。"

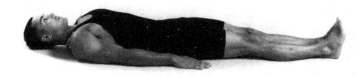

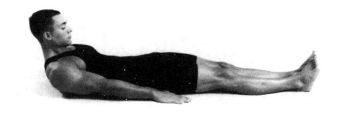

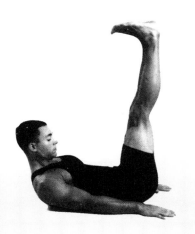

体式二

1. 背部着地，平躺
   在地板上，双臂
   贴于身体两侧。
2. 抬起头，用下巴
   去贴近胸部。
3. 抬起双腿，使之
   与地面垂直，并
   保持膝盖伸直。

23

上校说："跟我讲这些的这个喇嘛非常健壮，而我知道他的实际年龄是比我大几岁的，我对这个喇嘛充满了好奇。他还常常挑着一担足有 100 斤重的蔬菜从菜园爬到数百米高的寺院里，而他做这个的目的仅仅是为了锻炼身体。他不紧不慢，但也不会在中途停下，当他到达寺院时，一点也看不出疲惫。我第一次试着跟他爬山的时候，不得不中途停下来休息几次。可是后来，我竟然也能够像他一样轻松自如地爬山了，并且还把拐棍儿给扔了。说来话长，这是另一个故事了。"

体式三

"第三个体式应在练完第二个体式之后，紧接着进行练习。这一体式也很简单。先将双膝弯曲跪地，上身直立，双手自然下垂，贴于大腿外侧。

"现在，低头让下巴去贴近胸部，并感觉后颈部的拉伸。然后，将头部慢慢向后仰，同时将脊柱向后弯曲，在这个过程中将手扶在大腿两侧，弯曲双臂以支撑身体。最后，将身体还原，并重复这个体式。

"还是像做第二个体式的时候一样，也要保持一定的呼吸节奏。当脊柱后弯时，最大限度地吸气；当体位还原时，再最大限度地吐气。深呼吸对我们的身体是大有好处的，它能够将更多的空气带入我们的肺中。

"我曾经见过两百多位喇嘛一起做这个体式。为了集中注意力，他们都闭着双眼，以减少外部干扰，从而将精力都集中在自己的身体上。

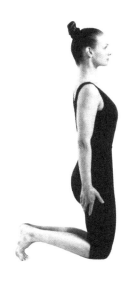
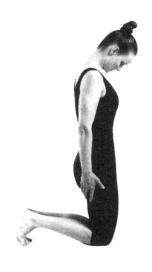
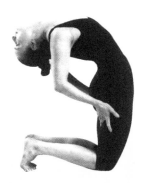

体式三

1. 双膝跪地，上身直立，
   将双手贴于大腿外侧。
2. 低头将下巴贴近胸部。
3. 脊柱后弯，同时将头部
   慢慢向后仰，达到最大
   限度。

"两千多年以前，喇嘛们便发现生命的奥秘皆存在于身体本身。他们发现组成我们生命体的所有因素都源自生命个体本身。然而西方人一直都无法理解这个理念，大家一直认为生命是受到外部世界不可抗拒的力量所支配的。举个例子吧，绝大多数的西方人都认为我们的身体一定会衰老，觉得这是生命运行的规律，但是喇嘛们凭着对自身内在的了解，认为这个理论只是一个想当然的幻想。

"喇嘛们，尤其是在这个寺院里的喇嘛们，尽管生活在这片高原之上，却找到了足以能够造福全人类的东西。可能也正是因为这里远离大千世界的喧嚣，他们在这里能够种瓜得瓜、种豆得豆，而不会枉费努力。

"总有一天，人们都会获益于这些喇嘛们所发现的成果，并惊喜地感知那些看不见的力量。我相信离这一天已经不远了，现在就如同黎明前的拂晓，很快我们将会看到一个崭新的世界。那时候，人们将会通过自己的身体释放强大的能量，来克服战争和瘟疫，消解嫉妒和仇恨。

"我们往往都喜欢称自己为文明人，但实际上我们正处在一个黑暗岁月的最黑暗时刻（译者注：本书最初写于 20 世纪 30 年代）。但我们也正着手准备迎接更加美好的一切。如果人人都能努力提升自己的觉悟水平，那么我们整个人类的文明程度就会更上一层楼。所以说，练习五式的意义深远，受益的绝不仅仅是我们的身体本身。"

体式四

上校说："我第一次做第四体式的时候，觉得非常困难，但是一周之后，我就觉得跟其他几式同样简单了。

"首先，坐在地上，将双腿伸直放于体前，双脚略微分开，与肩同宽。保持上身直立，将手掌撑在地面之上，五指指向脚趾方向，低头用下巴找胸部。

"然后，将头部向后仰，达到最大限度。同时，弯曲膝盖，手臂用力，双手和双脚着地，将身体撑起。此时，上身和大腿应在一个平面上，都与地面保持平行，小腿和手臂均与地面垂直。然后，收紧身体的每一块肌肉。最后，将身体还原到最初的坐姿，放松全身肌肉，并重复练习。

"还是那句话，呼吸在这一体式的练习中也非常重要。当撑起身体之时，深深地吸气；当收紧肌肉时，屏住呼吸；当放下身体时，彻底地吐气。在两个练习的间

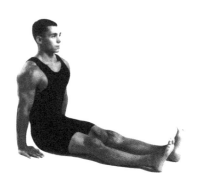

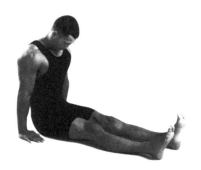

体式四

1. 双腿前伸，坐在地板上，双脚略微分开，与肩同宽，双手掌心撑地。

2. 低头，让下巴贴近前胸。

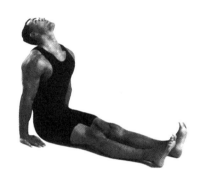

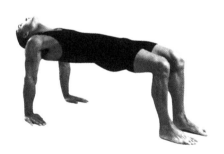

3. 将头部向后仰，达到最大限度。

4. 双臂挺直，双手和双脚保持不动，弯曲膝盖，将身体撑起，
   使上身和大腿在平行于地面的位置上。收紧全身肌肉，然后
   放松。

隙之时，也要保持这个呼吸节律。"

"当我离开这个寺院后，"布拉福德上校说，"我曾到过印度的几个城市，试着分别用英语和印度语开班授课。我发现上了年纪的学生普遍认为，除非一开始就能顺利地将这些体式做到位，否则就没什么益处。两个班上的学员都这么认为。要想说服他们真的很难，最终，我只好劝他们尽自己的能力去做就可以了，且练且看，一个月后见分晓。他们也听从了我的劝告，以自己的最大限度来练习这些体式，一个月后的结果令所有人出乎意料。

"我记得在其中一个城市里，我的两个班里都有一些上了年纪的学生。在练习这一体式——第四式的时候，他们都仅仅能够把身体抬离地面而已，根本无法达到哪怕是与地面接近平行的位置。在班上，也有很多年轻一些的学生，他们在第一天练习时就能顺利地将体式做到位。这自然是大大打击了年长者的信心，所以我不得不将他们分成两个小组来练习。我对年老的一组学生说，我自己刚开始练习的时候，并不比他们强。'但是,'我告诉他们,'现在我能够连续做这个体式 50 次，并且肌肉一点都不觉得紧张或疲劳。'为了证实我所说的，我当场示范，让他们眼见为实。从那以后，年长的一组也在以空前的速度进步着。

"身强体壮者和年老体弱者唯一的区别在于他们体内能量中心的运转速度不同，仅此而已，而只要恢复了这个运转速度，老年人也能够重获年轻。"

体式五

上校继续讲道："练习第五个体式，需要将脸部朝下，身体贴在地面上，手心始终贴于地面，脚前掌着地，脚后跟抬起，双手和双脚都微微分开，略比肩宽，并且手臂和腿保持直挺。

"开始时，手臂挺直，垂直撑于地面，脊椎向后弯曲，身体呈凹陷姿势，慢慢向后仰头，达到最大限度。然后，提起臀部，使身体呈倒'V'字形，同时，让下巴接近前胸。这就是这一体式的动作。将身体还原，然后再重复练习。

"一周下来，大多数人都发现这个体式是最容易练习的。当你熟练掌握了之后，可以将你的身体回落到与地面接近但是又不贴地面的一点上，在身体最高点和最低点时都要收紧全身肌肉。

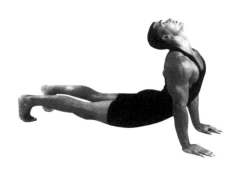

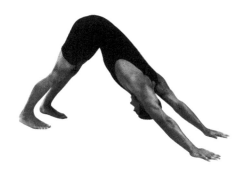

体式五

1. 身体呈"V"字形，双手掌心撑地，脚后跟离地，脚趾弯曲贴地，
   慢慢将头部向后仰至最大限度。
2. 保持手脚的位置不动，提起胯部，将身体呈倒"V"字形，试
   着让下巴去接近前胸。

"跟前面几式一样，都要保持深呼吸。当抬起身体时，深深吸气；当放低身体时，彻底吐气。"

"无论我走到哪里，"上校继续说着，"起初人们都喜欢称这些体式为'拉伸练习'。的确如此，因为这五式均有助于拉伸僵硬的肌肉和关节，也能够增进肌肉的强度，但这些都不是最主要的目的。练习这五式的真正益处在于它们能够使身体的能量中心恢复其运转速度，能够使其按照最佳速度运转，这个最佳速度就是相当于一个健康的 25 岁人的运转速度。"

"对处在这个年纪的人来说，"上校解释道，"所有的能量中心都以同样的速度运转着。而如果你能够看到中年人的这七个能量中心的话，你就会发现，有的能量中心运转速度已经大大减缓了，这七个中心的运转速度参差不齐，也不再协调了，较慢的那些将导致身体对应部位的衰弱，较快的那些会导致神经紧张、焦虑，并且容易感觉疲惫、乏力。只有保持这些能量中心都处在正

常的运转状态，身体才能保持健康，才不会出现虚弱和
老化。"

☪

听着上校对五式的描述，我的脑子里蹦出了很多问
题。现在他讲完了，轮到我来提问了。

"每个体式要练习多少次为好呢？"这是我的第一
个问题。

上校回答道："开始时，我建议第一周之内，每个
体式每天做 3 次。而后，每周增加 2 次，直到每天练习
21 次为止。换句话说，也就是，第二周每天做 5 次，
第三周每天做 7 次，第四周 9 次，以此类推，在 10 周
的时间内，你就可以将每个体式每天做到 21 次了。

"如果发现第一个体式，也就是旋转的那个练习跟
其他体式相同的次数有困难的话，那就做到感觉头晕时

暂时停下来。不要着急，最终你也能够旋转 21 次。

"我知道一个人，他练了一年之久，才将第一式做到 21 次，而他练习其他几式都没有问题。于是他按部就班，直到能够把这一式练够 21 次，收到了很好的效果。

"还有一些人发现他们根本旋转不了，通常情况下，他们都先忽略第一式，先练习其他四式，6 个月后，他们发现自己也能够练习旋转的这一式了。"

"在一天的什么时间练习这些体式比较合适呢？"我继续问道。

"早上或晚上都行，"上校回答，"根据自己的情况，方便为好。我是早上、晚上都做，但是对于初学者来说，我不建议如此，这样练习有点操之过急了。当你练习所有的体式 4 个月之后，你可以在早上练习几次，晚上再把每个体式练习 3 次就行了。然后渐渐地，增加晚上的练习次数，直到能够达到 21 次为止。但是做够 21 次之后，无论是早上还是晚上都无须再增加练习次数，除非你从内心里的确还想继续练习，那也可以继续做。"

"这其中每一式都是同等重要的吗？"我接着问。

"这五式是互相配合、共同对身体起作用的，每一式都同等重要。"上校说，"如果练习一段时间之后，你发现还是不能把每一个体式都做到要求的次数，那么就试着把这些体式分成两部分去做：一部分在早上做，其余部分到晚上再做。如果你发现其中一式根本就做不了，那就先忽略它，先练其他四式，然后，几个月之后，再试着练习这一式。这样做可能会进展慢些，不过也能够达到效果。

"在任何情况下，都不要使自己过度疲劳，这样只会欲速则不达。要量力而行、循序渐进，并且永远不要丧失信心，假以时日，几乎所有人都能够达到每天练习 21 次的水平。

"为了突破某一式的练习，许多人会想出各种点子。有一位印度同仁发现他不能很到位地练习第四式，他不满足于只将身体抬离地面，而决心一定要让身体达到与地面完全平行的程度，于是就找来一个大约 30 厘米高的箱子，然后他平躺在箱子上，将他的双脚和双手分别放在两端的地板上。借这个箱子的辅助，他很好地达到了与地面平行的体位。

"直到现在，这个小点子也没能让这位年长的绅士将这一体式做足 21 次，但确确实实能够让他的做跟健壮的人同样到位，并且这会产生一个非常积极的心理作用，而这本身就是一个很大的收获。我并不是建议大家都采用他的办法，只是给那些试图进步却又找不到途径的人们有所启发而已。如果你善于琢磨，也可以想出其他的方式来帮你做到本来无法做到的体式练习。"

接下来，我继续问上校："如果对其中一式的练习完全落下了，那该怎么办？"

"这些体式的功效都是非常强大的，"他说道，"如果落下了其中一式，而其他的体式都能够达到要求的练习次数的话，那么同样会收到较好的效果。甚至仅仅是练习第一式，就像我前面所讲的僧人那样，效果也会显现。年长的僧人旋转的次数不如年轻些的僧人那样多，但他们也是强壮有力的——这也能够表明，只练习其中一式也能够产生强大的效果。所以当你发现你无法练习所有的体式或不能把所有的体式都做到 21 次的时候，要相信你练习的任何体式都能够给你带来益处。"

我接着问道："这些体式的练习可以跟其他形式的锻炼活动一起进行吗？这两者会发生冲突吗？"

"当然不冲突，"上校说，"如果你已经在进行其他形式的锻炼，那就继续吧。如果没有，那就考虑选择一种锻炼方式。因为任何形式的锻炼——尤其是那些能够增强心肺功能的锻炼都可以帮助我们的身体维持在一个充满活力的平衡状态。在这个基础之上，再发挥五式练习的作用，如此我们的身体将会从中获益更多。"

"你还有什么别的建议吗？"我问。

"嗯，还有两件事情，也是对我们很有好处的。我已经强调过，在两次练习中间，也要保持呼吸的节律。另外，在两个体式的练习间歇，最好是保持直立站姿，双手贴于臀部两侧，保持深呼吸数次。当呼气时，想象体内所有的压力和紧张都随之呼出了体外，让你感到更加轻松和舒适；当吸气时，想象你将健康和喜悦吸入体内，充满了活力和能量。

"还有一个建议，那就是，在做完体式练习时，倘若洗澡的话，要用温水洗澡，最好是先用湿毛巾将全身打湿，然后再用干毛巾擦拭。在这里我必须提个醒：无论是淋浴、泡澡或是用湿毛巾擦洗，水温千万不能过低，否则会使体内的温度迅速降低，而体式练习的效果也将会前功尽弃。"

我为上校所说的一切感到兴奋不已，但是，在我内心深处，仍然存有一些怀疑。"我们年轻的源泉真就像你所说的这么简单？"我问道。

"需要做的就是每天开始练习五式 3 次，以后渐渐增加，直到每天练习 21 次。"上校答道，"这就是足以造福全人类的秘诀了。"

"当然，"他接着说，"为了能够达到真正的效果，你必须坚持每天练习这些体式。每周你可以有一天不练，但是绝对不能有两天，如果因为公务出差或其他事情而耽误了这个日常计划，那么你的整个进度都会受到影响。

"所幸的是，开始练习五式的人们发现，练习五式不仅简单易行，而且充满乐趣，可以从每天的练习中获得相应的回馈，尤其是当他们能够体会到效果之后。毕竟，做完所有的五式动作仅仅需要 20 分钟而已，对一个健康强壮的人来说，仅需要 10 分钟或更短时间就可以完成练习。如果你连这个时间都抽不出的话，那就试着早起几分钟，晚上稍晚几分钟睡觉吧。

"练习五式的目的非常明确，就是为身体积蓄健康和年轻的活力。当然，左右你外表变化的还有其他的东西。比如说，心态和愿望就是其中两个重要的因素。

"或许你也注意到了，有的人刚过天命之年就已经看上去苍老不堪，而有的人在花甲之年却看起来依然健硕、年轻。如果你能觉得自己比实际年龄更年轻的话，其他人也会感觉得到。练习五式之初，我就试着从脑海里抹掉自己老迈衰弱的形象，而想象自己仍处在风华正茂的年纪，并且在想象的同时，我还用强烈的愿望告诉自己一定能够达到这种状态。结果就是你所见到的这样了。

"对许多人来说，要想改变他们对自己的固有看法，确实有不小的难度，他们相信自己的身体或早或晚必定会衰老、变弱，这个观念根深蒂固，无法动摇。尽管如此，这些人一旦开始了五式的练习，也能感觉到自己更加年轻，也更有活力，这就能够帮助他们改变对自身的看法。渐渐地，他们将会发现自己越来越年轻。并且，不用过多久，他们也会从身边的人那里听到评价，说他们看起来也愈发年轻了。

"如果想看起来更加年轻，还有一个非常重要的因素，那就是另一个体式，在此容我故意有所保留。这个第六式我将留着以后再讲。"

第 2 章

健康不佳，何谈自由。

——卢修斯·安尼尔斯·塞内卡

上校已经从印度和西藏回来 3 个月了，在这段时间里，发生的事情可真不少。上次谈话之后，我便马上投入了五式的练习，收到的效果令我非常欣喜。上校因为一些私人事务要处理，离开了一段时间，在这段时间里我们一直没有联系。直到有一天，他给我打电话，我便迫不及待地向他诉说我的进步，并且告诉他我已经完完全全相信五式的功效了。

事实上，我已经被五式折服，并且急切地想告诉所有人，让更多的人能够从中获益。所以我问上校他是否有意开班授课，讲授五式，他立刻同意了，并且也很乐意为之，但是提出了三个条件。

第一个条件是，这个班里必须是男女都有，并且涵盖各个行业的人员，包括专职人员、蓝领工人、家庭主妇等。第二个条件是，班上的成员都必须在50岁以上，并且越老越好，哪怕是年过百岁，只要愿意来练习也可以。虽然年轻人练习五式也能够从中获益，但是上校很坚持这一点。第三个条件是，最多只收15个成员。倒是这一条令我大失所望，本来我一直憧憬着能够有一支数目可观的团队来一起练习，我劝说上校改变想法而未果，只好对他的三个条件全盘接受了。

没过多久，我就召集起了一个小组，全部符合上校提出的条件。这个小组的授课进展得非常顺利。我们每周活动一次，然而仅仅在第二周时，我就从许多成员身上看到了变化。但是，上校要求我们不要在私底下讨论彼此的进步，对于这个要求我开始时还比较不理解。接下来，在一个月结束的时候，我的疑虑便打消了，小组举行了一个回馈会，会上邀请大家共同分享练习的成果。每个人都说出了自己的一些进步，许多人兴致勃勃地诉说着自己的改变，其中有些人可以说是变化显著。有一位年近古稀的老人改变尤为明显，比其他任何人都大。

这个被我们命名为"喜马拉雅俱乐部"的活动还是每周举办一次。当第十周结束的时候，所有的成员都达到了每天练习五式 21 次的水平。所有人都说不仅感觉更好了，也相信他们自己一定是看起来更加年轻了。还有一些人开玩笑说，当被问及年龄时，他们已经不必如实相告了。

这让我想起了几周以前，大家曾问过上校的年龄，他说他要在第十周结束时再透露。那么，现在到时候了，只是，上校还是迟迟没有露面。许多人提议我们每个人都猜猜上校的年龄并写在一个纸条上，答案揭晓后，看谁猜得更接近，大家一致同意。正在收纸条的时候，上校走了进来。

我们告诉了上校关于纸条的事情，他便说："把纸条拿过来我先看看，然后我再告诉大家我的真实年龄。"拿着纸条，上校用愉悦的声音高声读着每个纸条上所写的数字，几乎每个人都写的是五十多岁，并且大多数写的都是五十出头。

"女士们、先生们，"他讲道，"非常感谢大家的慷慨评价，既然大家都很坦诚，那么我也一样——过完下一个生日我就 73 岁了。"

瞬间，大家都疑惑地盯着他打量，心想，难道一个七十又三的老人能看起来像是刚过五十？紧接着，就有人发问了，他们问为什么上校所达到的效果远比他们自己的要更好呢？

"首先啊，"上校解释道，"你们刚刚练习了 10 周而已，当练习到两年的时候，你们也能够看到更为显著的变化。但是，还不仅仅是这五式呢。我还有一些东西没有告诉你们呢。"

体式六

"前面我教给你们的五式是为了重获年轻和活力，同时也可以帮你重现一个更加年轻的外表。但是，如果你想完全重获年轻的健康状态和青春的外形，那么还必须练习第六式。迄今为止，我还没有提过这一式，那是因为，若不是先练习了前五式，并收到了一定的效果，那么这一式是没什么作用的。"

上校警告大家说，为了能够真正从第六式中获益，就必须要有非比寻常的自我克制力。他建议大家都花点时间考虑一下自己是不是真想在以后的日子里练习这一式，他将邀请那些愿意继续的人们在接下来的一周里练习第六式。后来，仅有五个人回来了，尽管如此，上校说这比他先前在印度授课时的情况好多了。

当上校讲授这个第六式的时候，他明确说明，这一体式能够提升身体的生殖能量。这个提升的过程不仅能使头脑更清明，也能使整个身体感觉更舒适，但是他警告说，这里有个必须遵守的约束，而大多数人是不愿意接受的。上校继续解释道：

"在普通的男人或女人中，有一部分人—— 通常是相当多的一部分人——原本用来滋养七个能量中心的生命能量都被用作了生殖能量。这些能量就被这个位置居下的能量中心所消耗了，从而没有机会到达位于上部的能量中心。

"要想优于常人，就必须做到把这种强大的生命能量留存住，并使其抵达身体上部，使其能对所有的能量中心都产生作用，尤其是位于头顶部的第七个。换句话说，也就是需要禁欲才能使生殖能量得以重新分配，并用作更为重要的用途。

"其实要将这些生命能量输往身体上部，是个非常简单的事情，尽管如此，几个世纪以来，人们的努力都以失败告终。通过彻底的禁欲来掌控生殖能量，但最终还是失败了。要控制这种强大的力量，既不是放纵也不是压抑，而只有一种途径能够做到，那就是通过改变它的作用方向，同时将其提升到身体上部。通过这种方式，你不仅仅能找到传说中的长生不老药，而且能使其真正地发挥作用，这是亘古以来，很少有人能够做到的。

"第六式是最容易练习的。仅当你感到性能量过剩并有渴望发泄的原始冲动时再去练习。所幸的是，这一式是如此简单，当你需要练习时，你可以随时随地练习。下面就是具体的动作方法：

"站直身体，缓缓地将你肺里的气体全部排出，与此同时，低头弓背，并把双手分别放在双膝上，呼出体内的最后一丝气体，使肺部清空，此时还原到直立站姿。将双手放在腰腹部，按压腰腹部，随着按压，体会肩膀的耸高，同时，最大极限收紧腹部，挺起胸部。

"保持住这个姿势，越久越好。当不得不吸气时，通过鼻腔使气体缓缓进入空空的肺部，当肺部吸满气体之后，通过嘴巴将气呼出，并放松双臂，让双臂自然地垂于身体两侧。然后，鼻吸、口呼，深呼吸数次，注意，呼吸也是组成第六式的一个重要部分。对大多数人来说，要想改变性能量的方向，使其流向身体上部，只重复这个动作 3 次就够了。

"和一个健康而充满活力的人相比，'超男'或'超女'最大的区别就在于，前者是将生命能量注入性区域，而他们则是将这些能量平衡分配到身体的各个能量中心，使它们达到一个总体平衡的状态，这就是他们为什么日渐年轻的原因。他们自身内部产生了真正的'长生不老药'。

"现在你们能够理解为什么说'青春之源随时在体内与我们相伴'这个说法了吧。五式——或者，更准确地说，六式——都仅仅是开启这道门的钥匙而已。我想起了庞塞·迪·利昂寻找青春之源的故事，他历尽跋涉却双手空空而回，真为他的徒劳无果而感到惋惜。他其实是可以足不出户而达到目的的。然而他和以前的我一样，相信青春之源一定是存在于世界的某一个遥远角落里，却从来没有想过真正的青春之源其实就在自己身上。

"请理解，为了能够练习第六式，每个人都需要有正常的性欲望。如果性欲望不强或者根本没有，何谈改变这种生殖能量呢？对一个完全丧失性欲望的人来说，绝对不可能通过练习这一式而有所收获，甚至还可能导致其更加气馁，对身体是有害而无益的。而且，一个人不管年龄多大，都应该先练习其他五式，直到达到一种正常的性欲望水平，只有在这个基础上，才能向着成为'超男'或'超女'的方向迈进。

"并且，除非是自己本身真的想去练习第六式，否则就无须去做。如果感觉性欲得不到满足又要挣扎、抗拒的话，那么就不能真正将生殖能量转移并使其转向身体上部分；相反，能量将被误导进入对性欲的抗拒和内

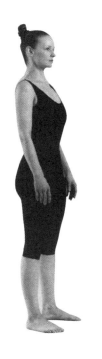
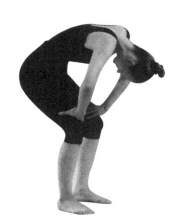

体式六

1. 呈站立姿势，充分地呼气。

2. 弯曲上身，用膝盖支撑身体，挤出体内最后一丝空气。

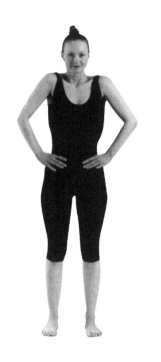
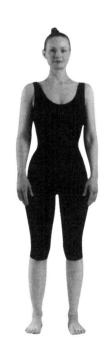

3. 恢复站姿，将双手垂放于腰腹部，收紧手臂，让肩膀耸起。让腹部凹陷、胸部挺起，尽量长久地保持这个姿势。

4. 用鼻子深深地吸气，放松手臂，同时用嘴巴彻底地吐气。深呼吸数次。

在挣扎上。第六式是仅为那些对性欲满足并且真正有欲望将能量移作他用的人而准备的。

"对于绝大多数人来说，禁欲并不是那么简单就可以做到的，所以他们可以只练习前五式。尽管如此，假以时日，五式练习仍能为改变拉开序幕，获得真正想成为'超男'和'超女'的愿望。到那时候，就会产生一个坚定的信念，要开始一种新的生活。这种人一定会坚定不移地向前看而绝不会揪住过去不放手。能够做到这些的人，就能够利用生命能量来达到任何他们想达到的目的，这已经是向着真正的大师迈进了。

"我再重申一遍，任何人都不要强迫自己压抑性欲，除非是出自本心，为了达到真正的大师境界而放弃肉体上的需求。能够做到这一点的话，就继续向前吧，每一点努力都会有所回报。"

ANCIENT
SECRET
OF
THE
FOUNTAIN
OF
YOUTH

第 3 章

要想延年益寿，就得控制饮食。

——本杰明·富兰克林

10 周过后，布拉福德上校就不再每课必来了，但是他仍然关注喜马拉雅俱乐部。有时，他会来给大家讲许多有用的建议，或者现场回答一些成员提出的问题。例如，我们中有许多人都对饮食以及食物对我们生活的重要性这个问题感兴趣。在这个问题上，向来都是仁者见仁、智者见智，所以大家决定请布拉福德上校给我们描述一下喇嘛们的饮食状况以及他们对待食物的态度。

在接下来的那周，上校给我们讲课时说道："在我去的那个位于喜马拉雅地区的寺院里，获取食物以及食物是否充足这些都不成问题。种地种菜，挑水做饭，每个喇嘛都各有分工并参与其中，所有的劳作都是采用最最原始的方式，甚至连刨地都是用手，当然，只要他们愿意，喇嘛们也可以用牛拉犁来耕地，但是他们更愿意用自己的手去直接接触土壤。他们认为这种方式会给土壤带去自己的气息。我也亲自体验过，觉得这样做是非常有益的，特别有助于将自己融于自然当中。

"说喇嘛是素食主义者，的确如此，但他们也并非严格的素食主义者，他们也吃足量的鸡蛋、黄油、奶酪给大脑、身体以及神经系统各项功能提供所需的营养。尽管如此，他们不吃肉，对喇嘛们来说，他们健康强壮并且练习六式，看起来似乎无须吃肉、鱼、禽类食品。

"像我这样后来加入喇嘛行列的人，往往对合理饮食之道知之甚少。但是进入寺院不久，我的身体素质就明显得到提高，相信这与那里的饮食也是不无相关的。

"喇嘛们从不挑食，实际上他们也无从挑食，因为原本食物的种类就不多。每个喇嘛的食物都是很健康、卫生的，但是有个规矩，那就是每餐只吃一种食物。这也是他们保持健康的一个重要秘诀。

"不同种类的食物——例如，淀粉和蛋白质——在胃里消化的程序是截然不同的。如果同时吃了面包这样的淀粉类食物和肉这种蛋白质食物，这两种东西在消化时就会互相干扰。所导致的结果就是，面包和肉都没有得到充分的消化，食物中有相当一部分营养价值都流失了，还会引起反胃和身体不适；而那些本该用作更好用途的有价值的能量也在这个过程中被消耗了。长此以往，年复一年，你的消化系统就开始衰竭，身体状况就会受到影响，寿命自然也会缩短。

"如果每次只吃一种食物，消化时就不会在胃里产生冲突，就会得以充分消化并且只消耗非常少的能量，从而较少的食物就能够给身体带来更多的营养。

"许多时候，在寺院的饭厅里，我跟喇嘛们一起坐在餐桌前吃着一种饭食，通常是面包。其他时候，我们只吃新鲜蔬菜和水果。也有些时候，我们别的不吃，只吃烹炒过的蔬菜或水果。

"最初，因为我习惯了每顿多样的餐食，只吃这些会常常感到饥饿。但不久之后，我就适应了这种只有黑面包或一种水果的饭食，并且乐在其中。有时面对只有一种蔬菜的一餐，我都觉得像是一场盛宴。

"现在，我并不是建议你就此每顿饭只吃一种食物，也不是要让你从此把肉类赶下餐桌，但是我建议大家，要将淀粉类食品、水果、蔬菜与肉类、鱼类分开来吃，做一顿纯肉的饭也是可以的，并且，在吃肉餐或吃黑面包餐时也可以吃些黄油、鸡蛋或奶酪，并且可以适量地喝点咖啡或茶。不过，千万不要用甜品或淀粉类食品来结束一餐，也就是说，不要饭后马上吃甜饼、蛋糕或者布丁。

"黄油是中性的。它既可以配淀粉类食物，也可以与肉类同吃。虽然不能不吃油类，但是要避免食用常规动物油类。动物油是有害的，而那些从种子、谷物、水果或蔬菜中提取的油类则是有益健康的。可以吃少量的黄油，但是最好不要吃任何猪肉。

"白糖，因为几乎所有食物中都包含，要尽量少吃，可以用蜂蜜或其他天然甜品来替代，但是也要适中。

"在寺院期间，我学会的另一件有趣又实用的事情就是鸡蛋的适当食用。喇嘛们一般不吃整个的鸡蛋，他们只有在刚刚进行了高强度的体力劳动后，才会吃一颗煮得不老不嫩的鸡蛋。通常情况下，他们只吃生的蛋黄，而将蛋白丢掉。起初，每当我看到将蛋白丢给鸡吃，我觉得是对好东西的一种浪费。但是后来我才知道，蛋白只是被肌肉所需要，仅在进行了肌肉锻炼之后才需要补充。

"很早以前我就知道蛋黄的营养价值很高，但是直到有一次我在寺院里跟另外一位有着生物化学专业背景的西方人进行了一席交谈之后，我才了解了蛋黄的真正价值所在。他告诉我普通的鸡蛋几乎含有我们大脑、神经以及身体器官所需营养成分的一半，并且这些成分的需要量都非常少，但是，若想保持身心健康、机体强壮，膳食中一定不能缺少这些元素。

"我还从喇嘛身上学到了更为重要的事情，那就是细嚼慢咽的重要性，这不是为了彰显就餐礼仪，而是在于将食物咀嚼得更加充分。咀嚼是饮食的第一个重要环节，只有咀嚼充分，食物才能被身体充分吸收。食物都要经过嘴巴吃到胃里，如果忽略了咀嚼而狼吞虎咽，就仿佛将炸弹整个吞进了胃里。

"像肉、鱼等蛋白质类食品虽不需要被咀嚼到像淀粉类食物那种程度，但是也需要将它们嚼碎再咽。咀嚼得越充分，营养物质就越容易被吸收。也就是说，如果你能够做到充分咀嚼，那么所吃食物的量就可以减半了。

"在离开寺院两年以后，对于许多我入寺院之前认为是理所当然的事情，都觉得非常吃惊。这第一件事情就是，我所去的城市也算是印度的几大城市之一，我注意到这里每个人的饭量都很大。我曾见过一个人，他一顿所吃的东西足够四个干重体力活的喇嘛的饭量了。当然，喇嘛们也不会像那个人一样同时吃进种类繁多的食物。

"一餐搭配多种食物，这是另一件让我吃惊的事情。习惯了每餐只吃一到两种食物，有一晚，当我坐在一个餐桌前，面前摆着主人精心准备的 23 种食物之时，我感到大为惊异。难怪我们西方人的健康状况如此糟糕！看来我们对膳食与健康的关系知之甚少啊。

"选择正确的食品、合理的搭配、适度的数量，并且采用正确的饮食方法，才能够保持身体的健康状态。

如果你体重超标的话，这种饮食方式可以帮你减肥；而如果你太过清瘦，这样还可以帮你增重。由于时间关系，关于饮食的其他问题，我就不再多提了，但是要记住以下五点：

1. 不要在同一餐中同时吃淀粉类和肉类食物。即使你现在身体健康无恙，也要多加注意。

2. 如果喝咖啡令你不舒服，那就喝纯黑咖啡，不要加奶或奶油。如果还是觉得不舒服，那就不要再喝咖啡了。

3. 将食物充分咀嚼成糊状再下咽，这样可以减少进食量。

4. 每天吃一个生蛋黄[注]。可以在饭前或饭后吃，而不要在进餐过程中吃。

注：美国农业部建议慎服生鸡蛋，因为生鸡蛋可能会受到沙门氏菌的污染，导致食物中毒。

5. 将你每餐所吃的食物种类简化到最少。

"在纷繁复杂的世界上，简简单单地生活原本就是一件非常简单的事情，"布拉福德上校说道，"正是因为这个世界是个繁杂之地，而不必将自己置身其中。无论是在饮食上还是在其他方面都奉行简单的原则，就得以保持良好的身心状态。"

第 4 章

身体病恹恹，精神难抖擞。

——吉恩·亚克斯·卢梭

布拉福德上校要去美国的另一些地区旅行了，并且要回到他的故乡英国，临行前，他最后一次在喜马拉雅俱乐部做了演讲。除了谈到能够帮助大家重返年轻的五式之外，他还讲了很多很多事情，他站在大家面前，看上去更加神采奕奕，似乎比以前任何时候都更加意气风发。他刚从印度回来时，他的状态就可以堪称完美了，但是他仍在不断地进步中，天天都有新的变化。

"首先，"上校说道，"我必须先在这里向所有的女士道个歉，因为今晚我要讲的很多内容都会跟男士有着直接的关系。当然，我教给你们的五式练习是对男女通用的。但是我本人作为男士，还是想讲一些对男士特别有用的东西。

　　"开场我还是先讲讲关于雄性声音的问题吧。你们知道吗？许多专家能够仅从一个人的讲话声音就能判断出这个人的性活力有多少。我们经常能够听到上了年纪的人的声音又尖又颤，不幸的是，声音一旦变成了这种状态，身体的状况也一定在恶化，声音是一个真真切切的信号。下面让我讲讲这是怎么回事吧。

　　"位于咽喉部位的第五个能量中心掌管着我们的声区，它跟第二个能量中心有着直接的联系，而第二个能量中心则控制着我们的性能量。当然，所有的能量中心都是互相联系的，但是这两个，用个通俗的说法，就是像齿轮一样咬合在一起，能够影响这一个的也必然能影响到另一个，所以，当一个人的声音变得又尖又颤的时候，说明他的性能力也变弱了。并且，如果第二个能量中心的能量很弱，那就可以肯定地讲，其他六个也一定如此。

　　"若想加速第二个和第五个能量中心以及其他能量

中心的运转，练习五式就能够达到效果。还有另外一个方法能够加快这个过程，并且简单易行，需要的仅仅是你的意志力而已，那就是你只需要下意识地去努力放低你的音调。注意你自己的讲话声音，如果你的嗓音很高很尖的话，那就调整到比较低缓的音域。多听听那些有着坚定、悦耳的声音的人们，注意他们的发音，然后，无论何时，只要开口讲话就试着将你的声音压低到那种音调，那种雄性的音调。

"许多人会觉得这将是个很大的挑战，但是这样做的效果却非同一般。过不了多久，你声音的低频振动就会使喉部能量中心的运作速度加快。相应地，也能够加速性中心的能量，而这个能量中心是位于接近身体命门位置的。随着流向身体上方的能量流的增多，喉部能量中心也将会继续加速运转，从而使嗓音愈加浑厚有力。

"有许多年轻人目前看起来很强壮、很有活力，但不幸的是，这种状态持续不了太久。这是因为他们的声音从来就没有完全成熟过，依然是一种高而尖的音调。这些人也可以像我前面说过的那些老人一样，通过放缓音调来达到改善的效果。对年轻人来说，这样做可以帮助储存生命能量；对老年人来说，这样做可以使生命能量得以更新。

"前不久我有幸体验了一场非常精彩的声音训练。就像其他练习一样，这个也非常简单。当你自己独处或者周围的声音足以将你的声音淹没而影响不到他人时，可以用一种低沉的语调通过鼻音来发'姆——姆——姆——姆'音，一遍遍重复，慢慢放缓音调，直到达到你能够达到的最低沉的音调为止。最好是在早上醒来声音还处于较为低沉的状态时做这个练习。然后试着在一天内都保持用这种低音调的声音讲话。

"一旦你开始体会到进步之后，就可以在卫生间练习，因为你可以在那里听见自己的回音。然后，可以试着换到一个大些的屋子里练习，直到你能够听到回音为

止。当你的发音频率得到强化和巩固之后，第五个能量
中心就会得到加强，身体的其他能量中心也会得以加速
运转，尤其是位于性中心的第二个能量中心以及邻近的
第六个和第七个能量中心。

"对年老的女士来说，她们的音调会变得尖而高，
也可以通过这个方法来降低。当然，女士的音调天生就
比男士高，并且一般来说，女士们并不愿意将她们的音
调降低到较为浑厚的状态。而实际上，一个嗓音太过于
浑厚的女士，如果试着提高音调反倒会从中获益，也可
以采用我在上面描述过的方法。

"喇嘛们在一起念经，通常能够数小时以一种低缓
的音调来念。念经的意义不仅仅在于念经本身或是所念
经文的含义，而是通过念经产生声音共振，从而对七个
能量中心都能够产生刺激作用。"

"现在，布拉福德上校停顿了一会儿，又继续说道，

目前为止，我教给大家的每一件事情都是与七个能量中心密切相关的，但是我现在要讲一些同样能够使你更加年轻的东西，而这些并不是通过直接影响能量中心而起作用的。"

"设想一下，如果给一个老态龙钟的人换副躯体，换副年轻人的身体，就是大约25岁的年轻人的身体吧，我敢打赌，他们还会继续'上演'老态龙钟，就像没换之前一样。"

"尽管大多数人都抱怨衰老，但实际上随着年龄的增长，他们已经认定自己即将进入暮年，随之而来的行动不便、垂老病死都是早晚的事，不用讲，这种心态怎么能够使他们更加年轻呢？如果一位老人果真想重返年轻，他们必须得让自己像一个年轻人那样去思考和行动，必须放弃那种惯有的老年人心态。"

"需要注意的第一件事情就是你的姿势。挺直了！

我们刚开始上课的时候，你们中有许多人把身体弯成像问号一样，但是随着练习和身体状况的逐渐恢复，大家的精神面貌都改进了，当然姿势也有所改善。这点非常好，但是要继续保持，不要前功尽弃啊，在日常活动中要时刻注意自己的姿势。如果挺直脊背，抬头挺胸，收起下巴，立刻就会使你看上去像年轻了很多岁。"

"并且，要摒弃老态龙钟的做派。当你起身行走之前，先想好要去哪儿，然后再大步流星直奔目标，不要慢吞吞地挪步，要抬起脚来，一边注视前方，一边注意脚下，大步前行。"

"在喜马拉雅地区的那座寺院里，还有一位来自西方的人，他的一举一动就像是 25 岁左右的小伙子，他整个人看起来顶多 35 岁的样子，而实际上他已经年过半百了。如果你们见到他本人，你们一定不会相信。"

"为了能使这种奇迹出现，首先你必须要从内心里渴望如此。然后你再告诉自己，这个不仅是可能的，而且一定是可以实现的。如果你一直觉得变得年轻仅仅是个虚无的梦想，那它就会永远虚无缥缈。但是，你一旦完全接纳了这个想法，相信你自己会看起来更加年轻、健康状况越来越好、整体状态也会改善这个事实，并且转化为强烈的意愿，那么你就已经迈出了第一步，事半功倍啊。"

"我教给你们的五式只是帮助你们创造自身奇迹的一个工具而已。毕竟它们简单易行，又非常有效。如果持久地练习下去，你就会从中受益无穷。"

"看到你们一天天进步，没有比这个更令我高兴的事情了，"上校总结道，"到今天，该教的我已经教完了。但是五式将会永远陪伴你们，会帮你们打开未来继续学习和进步的大门。同时，其他人也需要这些，因此，是时候我该离开了。"

说到这里，上校跟我们道别。这位超凡脱俗的人在我们心中有着特殊的位置，我们当然不愿意让他走。同时，我们也欣慰于这些堪称无价之宝的知识将会被更多的人分享，就像当时他跟我们慷慨分享一样。我们真的感觉非常幸运，因为亘古至今，极少有人能够学到这种保持年轻的古老秘诀。

第 5 章

一切皆源于意念，基于意念，成于意念。

——帕里·加侬

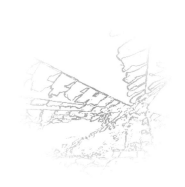

布拉福德上校一直忙于在世界各地演讲，并不会在一个地方停留很久。喜马拉雅俱乐部还是能够时不时地收到他简短而有趣的信件。

有一天，我们收到了一封长信，是写给俱乐部所有成员的，里面的内容相当精彩。

布拉福德上校的信的题目叫作"唱颂——思想的魔法"，光是这个题目就引起了大家的强烈好奇，因为"唱颂"这个词虽然有些人依稀记得曾在某些书本上见过，但对于绝大多数成员来说还是陌生的。布拉福德上校在信中写道：

唱颂和默颂这两个词之间仅有微小的区别。两者都是梵语词，都有思想工具的意思。所不同的是：唱颂是一种出声的思想工具，而默颂是无声的。

无论你自己是否承认，你的生活都在受你思想的影响和规划。生活中的一切在变成现实之前都必须首先经过大脑，大脑把我们叫作"想法"的原材料进行创造加工。因此，作为思想工具，唱颂是个可以帮你随心所欲塑造生活的工具。

现在，为了更好地让唱颂发挥作用，你需要先了解一下什么是"意识"，它是怎样起作用的。当今，潜意识这个词语非常流行，但是很少有人能真正理解它的意思。喇嘛们不说潜意识，他们对其的称呼可以翻译成"超意识"——意识的一种高级形式，其职责就是产生想法（想法就是纯能量）并将其塑化成物质世界里的真实存在状态。

关于这个话题足足可以写成几本书了，但是现在你只需要记住的重要事情是：你的超意识是个顺从而又能干的奴仆，它听命于你思想的调遣。当你开始一项思考时，你就给超意识发布了一次号令。这个奴仆就顺从命令，将这个想法清楚地呈现为现实世界中的真实情况，因此，现实世界是你思想状态的一面镜子。改变你的思想状态，也就能够改变这面镜子里的影像，也就是说，你改变了自己的生活。

这种理念，听上去很简单，对许多人来说却是难以理解的。他们可能在生活中会遇到很多难过甚至是悲痛的事情，但是拒绝相信他们能够通过自己的思想去转变现状。

但如果你仔细反思你的思想，就会发现你的想法有的积极、有的消极。可能前一秒你会说："我想获得快乐。"而下一秒你马上就有十万八千个不快乐的理由：工作压力大，天气真糟糕，账单堆成山了，体重又超标了，邻居好吵啊，约会迟到了，诸如此类，等等。所以往往是你想快乐，你的思想却总是不辞劳苦地加班搜罗不快乐的事情。

　　而唱颂可以用来统一你的思想状态，并将它们悉数揽入你最大、最强烈的愿望当中。在开始使用这个强大的工具之前，你必须首先清楚地知道生活原本想带给你什么。

　　有一个很简单的心理测试可以帮你认清自己。仅用几分钟就够了，所以我建议大家可以每月测试一次。坐下来，把你最渴望的东西列出来，不要想自己该不该渴望这些，只管把脑子里出现的每个愿望都写下来就行。

　　然后，检查你所写的单子，并且问问自己从这些愿望中能够得到什么。你从中所能得到的才是你真正想要的，所以也要把它们记下来。例如，如果你写了"我想要个更好的工作"，而你实际上想要的是这个工作给你带来的东西，可能你要的是一方可以施展才华的舞台或是一个可以接受良好培训的机会，也可能是你想得到更多的薪酬或者是工作所带来的成就感，或者你想要的是在一个友好、舒适的环境中工作。

你想要的这些通常可以用情绪感受来表达。情绪，无论是好是坏，都是收获，都是生活的馈赠。当你离开这个世界时，你的一切物质的东西都将不复存在，但是你的精神的东西还将长存，所以还是选择能够与你长久相伴的那些东西吧。

现在重新修改一下你所写的愿望以及你想从中得到的东西。从头至尾读一遍，并用两三个词来概括一下。最初可能很难概括，但是一旦深入思考，你会发现，有很多看起来不同的愿望，其最终目的其实都是一样的。将你的愿望分成两个或三个小组，每个小组用一个词来概括。举个简单的例子，如果你想得到一所更好的房子、一部昂贵的手机或者一个崭新的衣柜，这三条的基本目标都在于追求物质上的富足。

到现在为止，你应该对你的基础目标有一个较为清晰的概念了吧，将它们集合起来并加以概括。此时，下给超意识的命令一定要正面、简捷并且切中要点。例如，"我现在想得到快乐、力量和富足"，那么这就是你想得到的东西。当你的命令被大声讲出来时，就是一个唱颂，或者说，就是你可以用来激发你的超意识使其转化为行动的一个工具。

"力量"是个褒义词，因为它可以帮助你获得健康、强壮、更有活力的身体状态。在精神层面上，它可以使你能够掌握自己的命运。在向你的超意识发布完命令之时，应同时告诉超意识你想让命令何时开始执行，那就是"现在"。告诉你的超意识现在就进入状态去落实你的愿望吧。

那么现在你就拥有了一个唱颂，付诸应用是件非常容易的事。不要羞涩，你只需要坚定地大声说出来，感受你声音的力量，想象你正在向一个魔法精灵发布命令，而它能够带给你渴望得到的东西。将你的唱颂大声而坚定地讲出来，这就是你需要做的事情。

只需要在夜晚入睡之前和清晨醒来之后讲出你的唱颂就可以了。然后，养成习惯，白天每隔一段时间就重复一次。如果面前有面镜子，那就直视镜子里面自己的眼睛，并坚定自信地重复你的唱颂。

然后，在日常生活中，密切留意你所思所讲的事情。警惕那些会给你的超意识带来不良影响的负面想法或消极言辞，它们会冲抵你的唱颂的积极力量，所以一旦发现苗头，立即制止，做一次深呼吸，并用坚定的信念将你的唱颂讲出来，把负面想法、消极言辞统统赶走。

当然，如果有其他人在场，你不可能突然冲口就说："我渴望快乐、渴望力量、渴望富足，就现在！"在有人的场合下，我建议你用默颂的方式，在心中默念你的默颂并思考这些词的意思。虽然没有声音的力量做强化，默颂不如大声讲出的唱颂有效，但是也能够收到不错的效果。

无论你是采用唱颂还是采用默颂，都需要记住一件重要事情：当你向超意识发布命令之时，仅仅告诉它你想要的最终结果就行了。一定不要试图规定超意识去如何完成这些使命。

超意识要远比你想象的更加聪明、机智。它一旦认定了一个目标，就会百折不回、一往无前，因为它知道条条大路可通罗马，而如果你试着用你的想法和预见来指导超意识的行动，只会限定了它的选择，束缚了它的手脚。

你头脑中的超意识领域是非常不可思议的。它能够逐字逐句地领会你的意愿，而意愿又是一个非常强的力量，当你用它来激励超意识转化为行动时，它就会灵光闪现，将你内心的愿望通过一些你从来不曾想过的方式去实现。

另外一件你应该知道的事情便是：超意识领域是没有是非观念的，它分不清痛苦和快乐、悲伤和开心、忧伤和喜悦，也就是说，在超意识那里，没有快乐的感觉也无所谓难过的感受，除非你在发出命令前就将其甄别清楚。它的职责只是将各种想法转化为现实——是各种想法，并且，如果需要让它首先来辨清想法的好与坏、乐与悲、值不值得的话，恐怕它就难以胜任了。

简单地讲，能够帮助每个人实现任何愿望的秘诀便是：改变思维，改变生活。如果你尽想一些开心、愉悦的事情，那么超意识会忘掉生活中的痛苦和烦恼，呈给你一个快乐的生活。

超意识是非凡而且强大的，但是它对于意义模糊的事情是无能为力的，因此，当你唱颂的时候，一定要用一种自己能够明白的方式清楚地表达出来。为确保如此，你需要牢记两件事：

首先，随着你每天的成长和进步，你的唱颂也应该与时俱进，这点很重要。所以无论何时，当你感觉自己在成长进步、目标发生变化时，也调整你的唱颂，使之能够反映这些变化吧。

其次，你的唱颂必须用你非常熟悉的语言表达出来。我提到这个，是因为一些来自东方的老师倡导用东方人的语言来讲唱颂，这点非常好，也很有益，但是对那些根本听不懂这种语言的人来说，是徒劳无用的。哪怕你知道了这些词语的意思，对你的超意识来说，还是一堆天书，其结果就是，它根本就不能够领会你的意思。

尽管如此，还是有一个特例的。有一个来自东方的特殊词语，它对超意识、对大脑乃至对中枢神经系统都有一种神奇的功效。这个词就是"OM（奥姆）"。实际上，说它是个词，不如说它是个音节。它的价值在于发音时所带来的颤动，而并不在于这个词本身的意思。因此，无论是讲什么语言的人，也就是说任何人，只要想体验高频有力的振动节奏，OM发音是一个非常好的选择。

OM——我可以将它称作"第七式"，它可以对身体右半边产生特别的效果。如果发音正确，它的振动频率会对脑部松果腺产生一个强有力的刺激作用，而松果腺正好与第七个也是位置最高的能量中心相连。但是，只有当你的身体状态达到一定的水平时，这个作用才能够得以发挥，在一个比较孱弱的身体中，松果腺体是不能被过分刺激的。就如同一粒种子无法在贫瘠的土壤中发芽一样，高频振动也无法活跃于一个无力接受的条件之中并且起效。所以，通过前五式练习将你的身体和精神调整到一定状态之后，再试着练习第七式。你的振动频率必须足够高，这样才能够抵制像酒精和尼古丁等各种形式的成瘾性的摄入。

　　调整自身，注意饮食。要选择低脂肪含量的饮食，并且应避开所有的甜品，因为它们所含的糖分太多，而糖分则是酒精的近亲。淀粉如果没有经过充分咀嚼，也是对人体有害的，但是如果先在口腔里预先消化过，并且摄入量适中的话，对人体是大有好处的。

　　尤为重要的一点，要多喝水。一个体重适中的健康人每天应喝掉大约 2.8 升纯净水。如果你略低于平均体重，那就少喝点；如果体重略高，那就多喝点。尽管如此，还是要循序渐进，不要马上就喝这么多，可以在 60 天的时间里，逐渐增加饮水量。水不仅仅能冲洗体内的废物和脏物，它还是电流和声振的绝佳导体。首先要增加喝水量，这个过程至少持续一个月之后，再开始练习第七式，这样才能收到较好的效果。

　　练习这一式，可以站在地上或是坐在一个舒适的带扶手的椅子上，彻底放松，但是不要松弛身体，保持上身直立，下巴微微上抬，这样你的声音就不会受到任何束缚了。如果你愿意，也可以平躺在一个硬硬的床上，或是地板上，但是不要枕东西，那样会向前挤压头部，对发音产生干扰。

OM 的发音与"home"一词颇为类似，就是去掉了"h"的音。要将这个奇妙的音发对，首先做一次深深的呼吸，但是并不需要将你的肺部充满空气，然后，用一个深沉浑厚的声音发音"Oh-h-h……"下颌半张，上下嘴唇呈圆形，舌头缩回平放在嘴巴里，嘴巴后侧向上发力，保持"Oh-h-h……"音大约 5 秒钟。然后，闭上下颌，放松嘴唇，将舌头放平并放松，发出"M-m-m-m-m-m……"音，将这个音持续大约 10 秒钟时间。

当发"Oh-h-h……"音时，你会感觉到你的声音通过胸腔共振；当发"M–m–m–m–m–m……"音的时候，你会感受到鼻腔共振。如果发音正确，这两个音会连在一起凑成"O–h–h–M–m–m–m–m–m……"音。

当你做完后，放松一下，做两次深呼吸，然后重复再练习 OM。连续做三到四次就够了。即使是好东西，也不能做得过火。如果感到轻微的头晕或眩晕，那就马上停下来。大约一个小时之后，再继续练习 OM 数次。当你刚开始练习这一式时，即使没有出现头晕症状，每天练习也不要超过 10 次。对于初学者来说，对大脑松果腺的过分刺激可不是件好事。

最好不要将唱颂和练习第七式同时进行，第七式只有在思绪平静没有杂念时练习最佳，不过，你可以在练完第七式之后，接着进行一次默颂练习，这样做效果也不错。在练习 OM 时，发"Oh–h–h……"音 5 秒钟，让你的思绪彻底静止并平静下来，然后，当你发

"M-m-m-m-m-m……"音 10 秒钟时，在心里默颂数次。

默颂可以在开始之前预先准备好，可以跟你的唱颂内容相同，以命令的形式唤醒你对最为基础的目标的履行，并且绝对保证里面不带有任何消极想法或负面词语，因为这些能够降低你的练习效果。

因为这一式非常强有力，是仅针对成人的。21 岁以下的人一定不要去做，这点一定要切记。而对那些身体和心智都达到成熟的人们来说，练习这一式则会收到非常好的功效。

实际上，人们一旦开始提高声音振频之后，年长的人通常比年轻人进步明显，部分原因是，年长经事的人看清了纷繁复杂的世界背后，万事都只是随风飘散的落叶，他们知道生活真正的馈赠不是身外之物，而是内在世界。

在内在世界的探求旅程中，先觉者（也就是睿智的长者们）都把第七式作为提高思想意识和身体状态的方式。练习这一式，你也能够获得思维的活跃与身体的年轻，当然还有智慧的洞明。

落笔至此，我还是要激励大家能够迎面挑战，开启新的探索之旅。因为，纵然你已经获得了极大的进步，纵然你已经收到了各个方面的成果，但这些比起内在探求所能见到的广阔天地来说，还是不可同日而语的。你一旦启程，便会发现，前方一片美好，一切都等你自己去掌握。

您真诚的，布拉福德上校

自从收到这封信之后，喜马拉雅俱乐部的成员就再也没有收到过布拉福德上校的任何音讯。没有人知道他的行踪，我曾经千方百计地寻找他的下落，但都以失败告终。唯一可以肯定的是，上校的旅程将带他到达一个

又一个陌生的地方，进行一次又一次新的历程，个中奇
妙，定是我们常人难以想象的。

附 录

　　每当开始一项新的练习形式之时，都要多加小心，在练习本书中描述的各个体式之前，最好先咨询一下专业医师的建议。

　　杰夫·米格度博士对五式练习有着丰富的实践经验，他为大家提供了如下的建议。尽管已经比较详细，但他所列的情况可能还是不尽完全，在作为参考的同时，你还需要从私人医师那里咨询建议。

体式一

　　旋转可能会导致恶心、头痛以及身体失去平衡。最初，刚开始练习这一式的时候，要缓慢地旋转。记住，一定要顺时针方向旋转。

如果你患有多发性硬化症、帕金森综合征或帕金森类疾病、美尼尔综合征、头晕、癫痫、妊娠引起的恶心或服用药物引起的头晕等病症的话，你需要先咨询专家的建议，因为旋转可能导致这些症状加剧。如果你的心脏扩大，患有心血管疾病，或者在过去 3 个月内发作过心脏病，那么除非得到医生的明确准许，否则不要练习这一体式。

体式二

如果你患有溃疡、腰背疼痛、颈部疼痛、高血压并正在进行药物治疗，如果你腹肌无力、肩膀或腿部僵直过硬，患有多发性硬化症、帕金森综合征或帕金森类疾病、纤维肌炎或慢性疲劳综合征等，练习这一式时需要非常缓慢，并且每周只增加一到两次练习。生理期的女性应该知道练习这一式会加重腹部绞痛并干扰或阻断月经流量。

如果你患有食管裂孔疝、疝气、甲状腺功能亢进、美尼尔综合征、头晕或者癫痫，请向你的康复医师询问是否可以练习这一式。如果你在怀孕期间，或是做完腹部手术不足 6 个月，或者如果你患有难以控制的高血压或甲状腺功能亢进，患有严重的脊柱关节炎或者椎间盘疾病，需要获得医师的准许，方可练习。如果你的心脏扩大、有心血管问题或者在近 3 个月内心脏病发作过，除非得到医生的明确批准，否则不要练习这一式。

体式三

如果你患有高血压，并且正在服药治疗期，那么不要让头部的位置低于心脏部位。

如果你患有腰背疼痛或颈椎疼痛、腹肌无力、经常性头痛、多发性硬化症、帕金森综合征或帕金森类疾病、纤维肌炎或慢性疲劳综合征，在练习这一式时，要注意放缓节奏，每周只增加一到二次练习。

如果你患有食管裂孔疝、疝气、难以控制的高血压、严重的脊柱关节炎、椎间盘疾病、甲状腺功能亢进、美尼尔综合征、头晕、癫痫，请向医生咨询是否可以进行这项练习。孕期女性或腹部手术不满 6 个月的人们，请先向医生咨询建议。如果你患有心脏扩大、心血管疾病，或在过去 3 个月内有过心脏病发作的情况，除非得到医生的明确准许，否则不要进行该项练习。

体式四

如果你患有高血压，并正在服用药物治疗，患有溃疡、腰背疼痛、颈椎疼痛、腹肌无力、肩部或腿部过分紧张僵直、多发性硬化症、帕金森综合征或帕金森类疾病、纤维肌炎、腕管综合征或慢性疲劳综合征，在练习时一定要放慢速度，并且每周只增加一到两次重复练习。

处在生理期的女性在练习这一式时，会加重腹部疼痛或者阻断经血流通。

如果你被诊断有下列任何症状，请得到医生的批准之后，再进行这项练习：疝气、食管裂孔疝、甲状腺功能亢进、美尼尔综合征、头晕、癫痫。在怀孕期间或腹部手术没满 6 个月，患有严重的疝气或食管裂孔疝、难以控制的高血压、严重的脊柱关节炎、椎间盘疾病，原则上禁止练习这一式，请向医生咨询意见，再决定是否练习。如果你患有心脏扩大、心血管疾病，或在过去 3 个月内患过心脏病，除非得到医生的明确准许，否则不要进行练习。

体式五

如果你患有溃疡、腰背疼痛、颈部疼痛、腹肌无力、肩腿僵直、多发性硬化症、帕金森综合征或帕金森类疾病、纤维肌炎、腕管综合征或慢性疲劳综合征，如果你患有高血压、食管裂孔疝、疝气、严重的脊柱关节炎、椎间盘突出、甲状腺功能亢进、美尼尔综合征、头晕或癫痫，应先寻求医师建议，再决定是否要练习。如果你处在怀孕期间，或刚做完腹部手术不满 6 个月；如果药物无法有效控制血压，或者患有严重的疝气，禁止做这项练习。如果你患有心脏扩大、心血管疾病，或在过去 3 个月内有过心脏病发作，除非得到医生的明确准许，否则不要进行这项练习。

总体建议

进行五式练习可以促进多项运动功能产生变化。最初练习时，可以促进身体内部循环，产生很好的排毒功效，这也是为什么要循序渐进，逐渐做到每天练习 21 次的原因之一。刚开始练习时，你会发现小便颜色很深或者伴有强烈的气味，还可能会感到上呼吸道轻度感染以及关节处轻微不适，这些症状的出现是因为身体开始排泄沉积在各个器官、各个关节以及各种黏膜上的毒素和污物。尽管这些症状都是暂时性的，并可以视作正常情况，但最好向医生咨询以确认是否需要进行医疗观察。

杰夫·米格度博士自 1983 年以来一直在马萨诸塞州雷诺克斯从事整体医疗和灵气自然疗法。他开创并指导普拉纳瑜伽导师培训课程，并且在纽约城市中心广场创办了五式工作室。他也是雷诺克斯地区库帕鲁瑜伽导师培训中心的前任主管。他的建议来自《秘源：保持年轻的藏地五式②》（本书的姊妹篇），在书中，有米格度博士撰写的"五式与瑜伽：保持健康、延年益寿的练习方式"一章。

图书在版编目（CIP）数据

秘源：保持年轻的藏地五式.①/（美）彼得·凯德（Peter Kelder）著；曾方圆译. -- 北京：华夏出版社有限公司，2022.4（2022.8 重印）

书名原文：Ancient Secret of the Fountain of Youth, Book 1

ISBN 978-7-5222-0298-3

Ⅰ. ①秘…　Ⅱ. ①彼…　②曾…　Ⅲ. ①保健－基本知识　Ⅳ.①R161

中国版本图书馆 CIP 数据核字（2022）第 021639 号

秘源：保持年轻的藏地五式.①

作　　者	［美］彼得·凯德
译　　者	曾方圆
责任编辑	梁学超　苑全玲
出版发行	华夏出版社有限公司
经　　销	新华书店
印　　装	河北宝昌佳彩印刷有限公司
版　　次	2022 年 4 月北京第 1 版 2022 年 8 月北京第 2 次印刷
开　　本	880×1230　1/32 开
印　　张	4.75
字　　数	55 千字
定　　价	48.80 元

华夏出版社有限公司　地址：北京市东直门外香河园北里 4 号

邮编：100028 网址:www.hxph.com.cn

电话：（010）64663331（转）

若发现本版图书有印装质量问题，请与我社营销中心联系调换。

前 言

　　随着人们生活水平、审美意识和艺术修养的提高，人们不断追求物质文化与精神文化的相互交融，在享用烹饪带来的美味时，还渴望获得更多的视觉上的满足。

　　各类菜肴和点心是色、香、味、形、滋、养、意的美食艺术与欣赏者精神世界的高度融合、完美统一。菜点盘饰创新适应了社会发展的需要，丰富了烹饪内容，满足了人们生理上和心理上的消费需求，激励着烹饪工作者不断提高自身的综合素质和专业技能。

　　果酱盘饰因成本低、出品快、造型美观，具有提升菜品附加值的特点，是现代餐饮业比较流行采用的做法。作为烹饪从业人员，要掌握其设计和运用原则，发挥更大、更好的作用。

　　本书以实用为导向，以相对应的岗位职业能力为依据，参照烹调师、面点师职业资格相关知识技能的要求，注重与当前餐饮行业接轨，介绍当代流行作品和绘制新方法，倡导在做中学、学中做，做到举一反三，以适应餐饮行业动态发展的需要。

　　本书以目前流行的具有代表性的果酱盘饰为载体，分 93 个任务进行阐述。本书图文并茂、通俗易懂，学习者通过操作步骤的图片及文字说明，可以直观、迅速地掌握果酱盘饰制作的技艺。

　　本书编写过程中，得到大美食艺名师工作室和众多同人的支持与帮助，并提出了许多宝贵意见，在此表示衷心的感谢。书中尚有疏漏和不足之处，敬请广大读者提出宝贵建议，便于再版时进一步完善。

编著者

2022 年 5 月

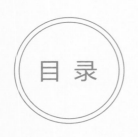

目 录

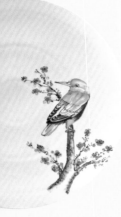

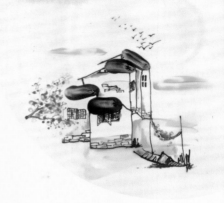